睡眠学 I

「眠り」の科学入門

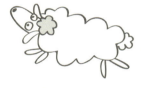
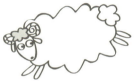
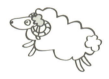

宮崎総一郎・北浜邦夫　編著

北大路書房

序　文

　ヒトはなぜ眠るのでしょうか。「疲れたから眠る」といった，消極的・受動的な生理機能でしょうか。そうではありません。睡眠の役割は，もっと積極的・能動的であり，「明日によりよく活動するため」にあるのです。睡眠は，大脳の進化とともに発達してきました。睡眠は，疲れた脳を休めるだけでなく，子どもでは「脳を創る」，「脳を育てる」，成人では「脳を守る」，「脳を修復する」という大切な役割を果たしています。睡眠は明日により良い活動ができるように，眠るたびに大脳を賢くし，身体をメンテナンスする素晴らしい生理機能なのです。

　現代は 24 時間社会となり，夜と昼の区別がつかなくなり，騒音や交代勤務などにより睡眠時間を十分にとれない，睡眠をとろうとしても眠れないといった睡眠障害に悩まされることが多くなっています。NHK の国民生活調査でも，この 50 年で睡眠時間は約 60 分少なくなり，午後 10 時に眠っている率が 2015 年には 27% にまで激減し，夜型社会となっています。また，「国民健康・栄養調査 2015」では実に 39.5% の方の睡眠時間が 6 時間未満でした。この報告で興味深いことは，睡眠時間が 6 時間未満の群では，6 時間以上の群にくらべて，入眠困難，中途覚醒，早朝覚醒を多く訴えていました。これは，睡眠時間が短くなると睡眠の質が悪くなり，さらに眠れなくなって睡眠時間が短縮するという悪循環が形成されることを意味しています。

　このような状況下で，人々の睡眠への関心がとても高まっており，快眠産業は 2 兆円以上と試算されています。多くの人がこれほど，睡眠に関心を持ったり悩んだりした時代は，過去にはありませんでした。半世紀前は，だれも睡眠に関心を払いませんでした。当然，学校教育でも睡眠について教えることはほとんどありませんでした。睡眠研究のパイオニアである井上昌次郎先生は，「どうやら，現代人は史上まれにみる「眠り下手」になってしまった」と述べておられます。「眠り下手」になった理由として，第 1 に健康や睡眠にかかわる情報の氾濫です。人の脳の研究が進歩して，睡眠の役割が明らかになるにつれて，

脳や健康にとって睡眠がきわめて重要な役割を演じていることが明らかになってきました。それまでの常識では，睡眠の評価はごく低いもので，極端な場合には無駄な時間とみなされていました。それが一転して，睡眠は無意味どころか極めて有用であり，高等生物は睡眠なしには生きていけないことがわかってきました。しかし，睡眠の大切さが正当に理解されればよかったのですが，科学的な情報を安易に拡大解釈し，睡眠を思いどおりに操作できるとする，誤った情報が発信されるようになっています。たとえば，「睡眠は4時間半で十分！」とか，「睡眠時間を短くする方法」といったものです。確かに，ごく一部の人は短時間睡眠でも十分に活躍できるでしょう。しかし，大半の人はそうすることはできません。眠り下手になった，二つ目の理由として，20世紀の半ば以降ハイテク社会が発展して，生活様式が激変したことを挙げています。高度経済成長期には，生産性がないと思われた眠りの時間をできるだけ切り詰めて働けば，生産性が上がり，経済的に裕福になると考えたからです。こうして，昼も夜も，24時間にわたって眠りを削って活動したために，結果として健康を害し，こころのゆがみを生じることになりました。

　本書は2011年に北大路書房より発刊された，『睡眠学Ⅱ』の姉妹本です。睡眠学Ⅱでは各論として，睡眠障害にまつわる諸問題や解決法を中心にまとめました。睡眠障害の中で最も多い不眠症，昼間に眠くて困る過眠症（睡眠不足症候群，ナルコレプシー），働く世代で社会的問題となっている睡眠時無呼吸症候群，24時間リズムに適応できないために生ずる概日リズム障害，睡眠中に起こるさまざまな異常行動（睡眠時随伴症）を取り上げています。不眠症やほかの病気で眠れないときには，睡眠薬の適切な使用に関する知識も必要です。また，女性特有の睡眠問題や睡眠障害，高齢者や小児の睡眠障害，夜尿や夜間頻尿についてもとりあげています。さらに，眠れなくて困っている人たちや交代勤務者を対象に，睡眠相談や睡眠健康指導に関する実践的なアプローチ方法を示しています。

　本書『睡眠学Ⅰ』は総論として，医療看護系学生や研修医，睡眠健康指導士，睡眠に関心を持つ方を対象に，睡眠の役割（学習と記憶，認知症予防），睡眠のメカニズム，夢の成り立ちとその意味，生体リズムと睡眠，睡眠環境や睡眠健康指導の実際についてできるだけ平易に解説しています。本書が，読者自

身の睡眠改善のみならず，睡眠障害に悩む方々へのアドバイスに役立つことを願っています。本書を，2018年に逝去された共著者である井上昌次郎先生に献げます。

2018年11月

宮崎総一郎，北浜邦夫

目次

序　文　i

第1部　睡眠とは

第1章　睡眠学とは　2

1. はじめに　2
2. 睡眠の現況　3
3. 眠り下手になった日本人　5
4. 睡眠学とは　6

第2章　睡眠研究の歴史　10

1. 古代人にとっての夢　10
2. ギリシャ時代　11
3. 中　世　12
4. ルネッサンスと近世　12
5. 19世紀後半　13
6. 20世紀初頭　16
7. 現　代　17

第3章　睡眠の役割　19

1. 胎児の大脳は，目覚めるためにまず眠る：レム睡眠の役割　19
2. 睡眠は脳を創る：レム睡眠の役割　21
3. 睡眠は大脳を守る：ノンレム睡眠の役割　24
4. 睡眠リズムは昼夜リズムに同調する：体内時計の役割　26
5. 睡眠は大脳をよりよく活動させる：2種類の睡眠の役割分担　27
6. 睡眠で認知症予防：脳のメンテナンス機構　28

目　次

Column 1　睡眠時間をどれだけ短縮できるか　　32
Column 2　禅と睡眠　　34
Column 3　つじつまのあわない夢と星の王子さま　　36

第 2 部　睡眠の理解

第 4 章　睡眠の構造と機能　　40

1. 睡眠脳波と睡眠段階　　40
2. ノンレム−レム睡眠周期　　42
3. 深睡眠の出現の時間分布　　43
4. レム睡眠の出現の時間分布と体温　　45
5. 睡眠中の自律神経系活動　　46
6. 睡眠中の内分泌活動　　47

第 5 章　睡眠のメカニズム　　49

1. あるメールから　　49
2. 体内時計　　50
3. 睡眠物質　　52
4. 睡眠中枢と覚醒中枢　　53
5. 腹の皮が張れば目の皮がたるむ　　57

第 6 章　睡眠と学習と記憶　　61

1. 睡眠学習　　61
2. 睡眠時の音の聞き分け　　62
3. 記憶の性質　　63
4. 記憶の固定化　　65
5. 学習と睡眠　　66
6. 空間記憶と睡眠　　67
7. 運動記憶　　69
8. 赤ちゃんの学習　　70

第 7 章　生体リズムと睡眠　　73

1. 睡眠を制御する 2 つのしくみ　　73

目　次

　　2．生物時計の重要性　　74
　　3．生物時計が刻む生体リズム　　75
　　4．生物時計の構造　　76
　　5．生物時計の基本性質　　77
　　6．生物時計を考慮した光環境でよい睡眠を　　85
　　7．おわりに　　86

Column 4　「ノンレム睡眠は深い睡眠，レム睡眠は浅い睡眠」って本当？　　88
Column 5　眠りとインポテンツ　　89
Column 6　アインシュタインと眠り　　91
Column 7　弱小サッカー部を強くした「睡眠学」　　93

第3部　睡眠と夢について

第8章　睡眠と夢　　96
　　1．夢と縁起　　96
　　2．現実と夢との関係　　97
　　3．怖い夢と金縛り　　98
　　4．病的レベルの悪夢　　100
　　5．扁桃体の働き　　101
　　6．悪夢に悩まないために　　102

第9章　夢を見る脳内メカニズム　　105
　　1．目を閉じていても夢が見える　　105
　　2．入眠時心像　　107
　　3．夢とレム睡眠　　108
　　4．再度，夢が見える理由　　109
　　5．夢の内容と前頭葉　　110
　　6．夢と想像　　111
　　7．夢を見ているときの眼球運動　　112

Column 8　宝くじと正夢　　116
Column 9　イルカは「脳半球睡眠」　　118

目　次

第4部　睡眠と環境

第10章　睡眠健康指導　122

1. はじめに　122
2. 睡眠のメカニズム　122
3. 睡眠と体内時計　123
4. 睡眠健康指導の実際　124
5. 眠りの良い循環と悪い循環　129
6. 生活リズム健康法　130

第11章　睡眠環境　133

1. 音環境（騒音）と睡眠　133
2. 温熱環境　136
3. 光環境　140

Column10　睡眠力は幸福力　145
Column11　眠らなくてもいい人たち　146

人名索引　149
事項索引　151

第 **1** 部

睡眠とは

第1章 睡眠学とは

1. はじめに

　ヒトなぜ眠るのでしょうか。「疲れたから眠る」といった，消極的・受動的な生理機能でしょうか。そうではありません。睡眠の役割は，もっと積極的・能動的であり，「明日によりよく活動するため」にあるのです。

　コンピュータを酷使すると，本体が熱くなって処理スピードが遅くなったり，フリーズしたりします。ヒトの脳も微弱ながら神経回路に電流が流れておりコンピュータと同じ構造です。睡眠がうまくとれないと脳機能が低下して，イライラしたりやる気がなくなり，正常な判断ができなくなってしまいます。

　1964年にアメリカの高校生が何時間寝ないでいられるか，睡眠専門医の立ち合いのもとに，世界記録に挑戦しました。その結果，264時間12分起きていましたが，実験開始後4日目よりは記憶が低下し，ふらふらで幻が見えたりして，頭はまったく働きませんでした。しかし挑戦終了後にはたった14時間40分ぐっすり眠っただけで，精神的な症状もまったく残さず脳機能は正常に戻りました。睡眠による回復能力はすばらしいのです。

　睡眠にはさまざまな効用がありますが，その1つに睡眠中に良い発想が生まれるということがあります。アメリカ人の技術者イライアス・ハウが眠っているときにミシン開発の発想が浮かんだというのは有名な話です。ハウはミシンの開発に当たり，針の糸穴の位置が決められないで行き詰まっていました。ある夜，夢の中で明日までにミシンを完成させないと処刑だといわれました。し

かし，どうしてもできません。とうとう朝になり，処刑が始まりました。ふと兵士が持っていた槍の先端を見ると，楕円形の穴が開いていたのです！

彼はその夢から，ミシンの針先に糸を通すアイデアを思いついたといわれています。これは，寝ていればよい発想が自然に浮かぶということではなく，解決の糸口がなくて悩んでいるときに，覚醒時

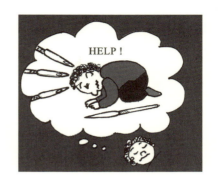

には思いもつかない発想が睡眠中に浮かぶことがあるということです。

睡眠を学び，さらに睡眠・覚醒の生体リズムを知ることで，私たちは人生を健康に楽しく豊かにすることができます。

2. 睡眠の現況

現代は24時間社会となり，夜と昼の区別がつかなくなり，騒音，超過勤務や交代勤務などにより睡眠時間を十分にとれない，睡眠をとろうとしても眠れないといった睡眠障害に悩まされる場合が多くなっています。

5年ごとに実施されているNHKの国民生活調査によると，この50年で睡眠時間は約60分少なくなり，午後10時に眠っている率が2015年には27%にまで激減し，夜型社会となっています。また，厚生労働省の「国民健康・栄養調査2015」では実に39.5%の方の睡眠時間が6時間未満でした。この報告で興味深いことは，睡眠時間が6時間未満の群では，6時間以上の群にくらべて，入眠困難，中途覚醒，早朝覚醒を多く訴えていました。これは，睡眠時間が短くなると睡眠の質が悪くなり，さらに眠れなくなって睡眠時間が短縮するという悪循環が形成されることを意味しています。

国際的に見ても，日本人の睡眠時間は韓国と並び最も短い部類に入ります（図1-1）。最近の統計では，わが国の働く世代の3人に1人が睡眠に何らかの問題を抱え，良く眠れない人は5人に1人，睡眠薬の使用は20人に1人といわれ

第1部　睡眠とは

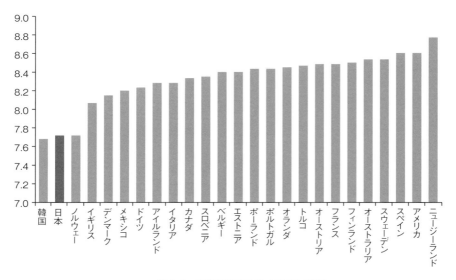

図 1-1　世界の睡眠時間（OECD, 2014）

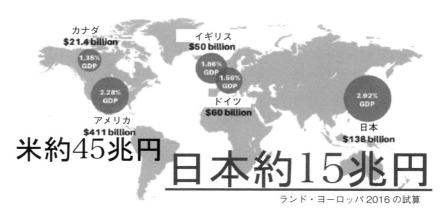

図 1-2　睡眠不足による経済損失
（https://www.sciencedaily.com/releases/2016/11/161130130826.htm より）

ています。

　このような状況下で，人々の睡眠への関心がとても高まっています。たとえば，眠りに良い寝具やパジャマ，睡眠深度を推定する携帯アプリ，薬局で簡単に買える睡眠改善薬（かぜ薬や鼻炎薬などに含まれる抗ヒスタミン剤で眠気を誘導）等，快眠産業は2兆円以上と試算されています。

　さらに，睡眠不足によるわが国の社会的損失は，2016年のランド・ヨーロッパ（Rand Europe）の試算では約15兆円と試算（図1-2）されています。その中で，日本では睡眠不足による事故や欠勤，疾病等が原因で年60万日を超える労働時間を損失しており，睡眠時間が平均6時間を下回る人は，7〜9時間の人に比べて，死亡リスクが13％高くなると述べています。睡眠の質の低さによる経済的な損失は，世界の先進国がみな頭を痛めている問題ですが，同試算では6時間未満の睡眠時間を6〜7時間に増やすだけで，日本経済には7570億ドル（約8.3兆円）のプラス効果があるとも試算されているのです。

3. 眠り下手になった日本人

　多くの人がこれほど，睡眠に関心を持ったり悩んだりした時代は，過去にはありませんでした。半世紀前は，だれも睡眠に関心を払いませんでした。当然，学校教育でも睡眠について教えることはほとんどありませんでした。睡眠研究のパイオニアである井上昌次郎先生は，「どうやら，現代人は史上まれにみる「眠り下手」になってしまった」とその著書のなかで述べています。

　「眠り下手」になった理由としては2つあげられています。第1に，健康や睡眠にかかわる情報の氾濫です。人の脳の研究が進歩して，睡眠の役割が明らかになるにつれて，脳や健康にとって睡眠がきわめて重要な役割を演じていることが明らかになってきました。それまでの常識では，睡眠の評価はごく低いもので，極端な場合には無駄な時間とみなされていました。それが一転して，睡眠は無意味どころか極めて有用であり，高等生物は睡眠なしには生きていけないことがわかってきました。しかし，睡眠の大切さが正当に理解されればよかったのですが，科学的な情報を安易に拡大解釈し，睡眠を思いどおりに操作

第1部　睡眠とは

できるとする，まちがった情報が発信されるようになっています。たとえば，「睡眠は4時間半で十分！」とか，「睡眠時間を短くする方法」といったものです。たしかに，ごく一部の人は短時間睡眠でも十分に活躍できるでしょう。しかし，大半の人はそうすることはできません。また逆に，7時間は眠らないと健康を害してしまうと思い込み，不眠に対して過剰なまでの反応をしてしまっている方々もおられます。そういう正しくない情報に，私たちは惑わされているのが現状です。

　眠り下手になった，2つ目の理由として，20世紀の半ば以降ハイテク社会が発展して，生活様式が激変したことをあげています。高度経済成長期には，生産性がないと思われた眠りの時間をできるだけ切り詰めて働けば，生産性が上がり，経済的に裕福になると考えたからです。こうして，昼も夜も，24時間にわたって眠りを削って活動したために，結果として健康を害し，こころのゆがみを生じることになりました。交代勤務の経験年数と病気との関係を調べた研究では，交代勤務を長く続けていると，その年数に比例して，うつ病になる率が増加する，また心臓病のリスクが増加することがわかっています。

4. 睡眠学とは

　24時間社会の常態化，加速化により私たちの心身は確実にむしばまれています。睡眠に関する正しい知識を習得し，健康で快適な生活を維持していくために「睡眠学」の切り口からさまざまな調査，研究，予防・治療法の開発，国民への啓発をおこなう目的で「睡眠学」という新しい学問体系が日本学術会議で2002年に提唱されました。

　睡眠学は，「睡眠科学」，「睡眠医歯薬学」と「睡眠社会学」に大別されます（図1-3）。

1）睡眠科学

　睡眠科学は「眠りと脳の謎を解く」という内容で，睡眠の役割やメカニズムを研究する領域です。睡眠は単なる活動の停止や休息といったものでなく，そ

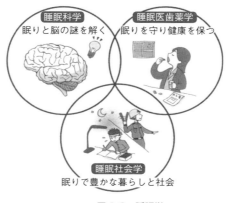

図 1-3　睡眠学

の間に生命に必須の生理機能が営まれています。睡眠は生体防御技術を備え，情報処理など大脳の高次機能を発揮するように，脳をメンテナンスする機能があります。脳の総合機能として積極的に睡眠が起こるのです。

　睡眠や覚醒にかかわる神経伝達物質の研究や睡眠を引き起こす物質（アデノシン，プロスタグランジン D_2，グルタチオンほか）の研究がわが国では盛んに行われています。

　最近では，睡眠と覚醒のリズムを作り出している時計遺伝子が発見され，この遺伝子が内分泌代謝，循環など身体のリズムと関連し，さらには生活習慣病やがんの発症に深く関与していることが報告されています。

2）睡眠医歯薬学

　睡眠医歯薬学は「眠りを守り健康を保つ」という内容でさまざまな睡眠障害を診断，治療，予防の研究を行う領域です。

　現在，睡眠障害については国際分類で約 100 種の診断名があげられています。不眠は神経症，うつ病，統合失調症など精神疾患において必発症状であるばかりでなく，初期症状や増悪因子として極めて重要です。また，睡眠時無呼吸症候群は有病率が高く，高血圧，糖尿病，脳血管疾患を併発するなど重要な疾患です。さらに，多くの生活習慣病では睡眠障害を併発しています（図 1-4）。健

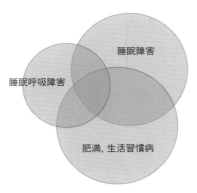

図 1-4　睡眠障害と他の疾患との関わり

康成人を対象とした研究で，睡眠時間を4時間に制限すると，インスリンの分泌が低下し，血糖値の上昇がみられただけでなく，脂肪細胞から分泌されるレプチン（食欲を抑制し，代謝を促進するホルモン）の血中濃度が18％減少し，ストレスホルモンであるグレリン（空腹時に増加して食欲を高めるホルモン）が28％も増加していました。このように，睡眠不足ではホルモン分泌のアンバランスをきたし肥満になる機序が証明されています。このようなことから，睡眠不足が高血圧や糖尿病，心臓病等の生活習慣病に深く関係していることもわかってきました。

　睡眠障害はそれ自体の問題のみならず，睡眠障害により，脳や身体の修復，成長，免疫といった睡眠の機能が障害され，昼間の活動性低下につながります。現状では，これまでに得られた睡眠障害の知識や治療技術が十分に広まっておらず，睡眠医歯薬学に関する教育・普及の拡充が望まれています。

3) 睡眠社会学

　睡眠社会学は「眠りで豊かな暮らしと社会をつくる」という内容で，睡眠のとり方や睡眠不足が社会生活に大きく影響していることから，社会，経済問題を研究する領域です。夜型社会が睡眠障害を招来していますが，夜型社会は，幼小児の睡眠を障害し，学童の活動性，学業成績の低下をもたらします。また，睡眠障害は心筋梗塞，脳梗塞の増悪因子であり，睡眠障害の予防により1兆

6000 億円の医療費が節約できると試算されています。

　産業事故や交通事故の多くが，深夜や早朝の眠気と関連して起こっています。また，交代勤務や大陸間の短時間移動などにともなう時差ボケから生じる健康問題も重要です。生体リズムにあった勤務スケジュールの調整により，睡眠や疲労を軽減する方策もありますが，現在の日本ではその重要性が十分に認識されていないのが実情です。

　睡眠学を普及・発展して，健全な次世代を育成するためには，基礎科学，医学のみならず，社会学，文化学，さらに幅広く，工学，経済学などを含め，各研究分野との情報やアイデアを交換しながら学際的に取り組むことが必要です。

·········· 文　献 ··········

OECD 2014 Society at a Glance 2014

Science Daily, Lack of sleep costing US economy up to $411 billion per year.
　　　https://www.sciencedaily.com/releases/2016/11/161130130826.htm（閲覧日：2018 年 5 月 17 日）

·········· 参 考 文 献 ··········

井上昌次郎　2009　眠る秘訣　朝日新書
高橋清久（編）2003　睡眠学：眠りの科学・医歯薬学・社会学　じほう

睡眠研究の歴史

1. 古代人にとっての夢

　私たちヒトの場合，朝目覚めてから，仕事や勉強をしたり，遊んだりして，夜には眠ります。眠らないでがんばっていても結局は眠ってしまいます。眠らない人はいないわけで，睡眠が，食べることと同じくらい重要なことはだれでもわかるでしょう。また夢もたいへん不思議な現象です。そこで，いったい睡眠とは何か，夢とは何か，という研究が存在するのです。

　私たちの直接の先祖であるホモ・サピエンスが誕生してから，数十万年の間，いやそれ以前から，記録は残っていませんが，睡眠や夢にはおおいに興味がもたれていたことでしょう。記録として残っている資料からは，数千年前のエジプト人やユダヤ人だけではなく東洋の人々も眠りや夢に関心があったことがよくわかっています。5000年前のバビロニアやアッシリアの粘土板には夢についての記録が残されています。おそらく，さらに時代をさかのぼった原始時代の人々も「眠りや夢とは不思議なものだ」と考えていたことでしょう。眠っている間に，魂が身体を抜け出て，いろいろな場所を見物してきたり，神霊が訪れてくる特権的な時間だったのですから。

　東洋では殷から漢の時代にかけて，陰陽二種の気の調和が重要視され，睡眠と覚醒も陰陽の交代，不眠や嗜眠はそれぞれの平衡関係の不調和によるとされていました。インドでも夢は第三の状態として強い関心がもたれてきました (Shiyi & Inoue, 1995)。

ギリシャの人々は，ヒプノスという眠りの神様がいると想像していました。この神様は世界の果ての静かで暗くて陰鬱な洞窟に住んでいます。洞窟の入り口にはおびただしいケシの花やいろいろな薬草が生えていますが，地上が暗くなってくると夜の女神がこれら薬草の汁をふりまいて眠りを誘うのです。そして，眠らないでがんばって

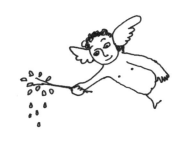

いる人がいると，ヒプノスみずから出向いていって，「忘れ河」の露でぬらした木の枝を眠らない人の上で振って，眠らせてしまいます。ちなみにヒプノスは死の神タナトスのきょうだいで，眠りは一時的な死とも考えられていました (Bulfinch／野上，1978)。

2. ギリシャ時代

　以上は想像の世界の話ですが，記録に残っている学問的な文献としてはギリシャの哲学者たちによる観察がもっとも古いものの１つでしょう。睡眠は生と死の中間であり，血液中の熱元素が冷やされた状態が睡眠であり，完全に冷やされた状態が死と考えられていたころです。ルクレチウスという哲学者は「睡眠は魂が全身に散らばって，体外に放出され，あるいは肉体の奥底に凝縮してしまったときに引き起こされる」と考えていました (Lucretius／樋口，1961)。夢とは精神によって映像をみるものであるが，睡眠中には記憶が不活発となり身体が弛緩しているので，死者が現れても虚なる物を真実をもって反駁することができなくなる，と言っています。

　「陸上の有血動物だけではなく，魚類や軟体類も眠る。というのも，瞼を閉じてじっとしていて動かないのでやすやすと捕らえることができるほどだ」とアリストテレスは述べています。また，食後眠くなるのは，温かい栄養分が心臓から脳に上昇してくるためだと考えていました (Aristotle／島崎，1998)。医聖といわれるヒポクラテスやガレノスも脳が睡眠に関係すると述べています。

第1部　睡眠とは

　以上にあげた学者だけではなく，ほとんどの学者という学者は睡眠に関心を
もっていて，睡眠という現象を表面的ですがよく観察して記述していました。
しかし，「睡眠がどのように引き起こされるのか，ひるがえって，覚醒がどの
ように維持されるのか」という説明については，当時のことですから，何の研
究手段もなく，自然科学的な発想もなかったので，想像をたくましくせざるを
えなかったのです。

3. 中　世

　ヨーロッパの中世では宗教的な考え方が優勢で，すべては神の思し召しとい
うことで，自然科学的な研究の乏しい時代でした。夢のお告げや予知夢，夢占
いなど神秘性をおびた文献が多く残っています。夢こそ神と交信できる特別な
機会だったのです。日本でも，昔話や平安時代の「源氏物語」や「蜻蛉日記」，
室町時代の「太平記」など多くの物語に必ずといってよいほど夢の逸話が挿入
されています (河東, 2002)。これも，窮状から救われたい，あるいは人の一生は
運命に従うものであるが，夢に現れた超自然の導きによってその運命を変える
こともできるという希望が託されていたのでしょう。戦争などでは，見てもい
ないのに，「夢に神が現れて必ず勝つという神託を得た」と嘘をつくこともあっ
たと思われます。

4. ルネッサンスと近世

　ルネッサンスに近づくころ，ドイツのマグヌスは心臓から生気が出て脳に達
して動物精気になり，これが脳から消失すると睡眠が引き起こされると考え
ました。近世16世紀に入って，フランスでは数学者であり，物理学者であり，
生物学者であり，心理学者であり，哲学者であったデカルトは，当時イギリス
のハーヴェイの提示した血液循環の理論に深く動かされていました。心臓の血
液から脳のほうへ上ってくる非常に細かい粒子からなる蒸気のような物を動物

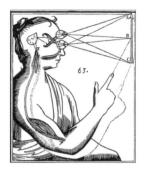

図 2-1　デカルトの考えた視知覚と運動の概念図

精気と想定し,神経組織を管とみなして,その管の中や,脳の空いた場所(脳室)に動物精気が満たされていて,管を通して,筋肉に入り込み筋肉が膨らむこと,また感覚はこの管の動物精気を介して感覚器官から脳に到達すること。そして脳の中心にあって1つしかないまさに精神の座ともいうべき松果体がこの感覚を受け取って運動反応と連絡すると考えていました(Descartes／野田, 1974)(図2-1)。当時は電気という知識がなく,顕微鏡もなくて神経線維が中空でないこともわからなかったので,このような発想が生まれたわけです。しかし,観念的で宗教的な発想しかなかった当時にあっては,画期的で自然科学的な考え方で,近代科学の第一歩となった功績ははかり知れません。デカルトは夢とは動物精気が脳の中でさまざまに動揺して,いろいろな過去の印象の痕跡に入り込み,その内容がでたらめにさまざまな管内に流入することで生ずると説明しています。

5. 19世紀後半

19世紀後半,夢に関してはその現象を記述する方法がとられるようになりました。その第一人者はフランスのモーリーでしょう(Maury, 1878)。彼は肘掛け椅子に寄りかかって眠り,眠りに入ってから,助手にさまざまな刺激を与えてもらいました。たとえばマッチを擦ってもらったら,自分が海にいる夢を見

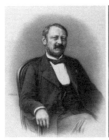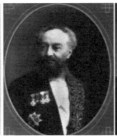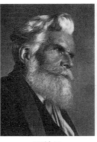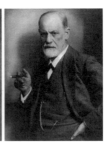

モーリー　　　　サン・ドニ　　　　エリス　　　　　フロイト

図2-2　近世の夢の研究者たち

て，それから火薬庫が爆発した夢を見た，と報告しています。フランス革命の残虐きわまる状況にあって，自分がいよいよギロチンにかかるという夢を見ていたときに，横にいて目覚めていた母親が彼の首に重い物があたったのを目撃していた，などの有名な話があります。

やはりフランスのエルヴェ・サン・ドニは，自分が夢を見ていることがわかりさらに夢の内容を操作できるという「明晰夢」について（Hervé de St-Denys, 1867），そしてイギリスのエリスも著書『夢の世界』で夢の現象について詳しく述べています（Ellis, 1911）。この三者はフロイト（Freud, 1900）に大きな影響を与えました（図2-2）。

睡眠や夢について本格的な自然科学的な研究が始まったのは19世紀に入ってからです。眠っているときには，呼吸がゆっくりとなって，腱の反射が弱くなったり消失したり，血圧が低下すること，瞳孔が縮むことなどが確かめられ，生命活動が維持されていて，以前の「眠りは一時的な死」という考えが否定されました。

19世紀後半，イヌの頭蓋骨の一部を切り取って脳をガラス板でおおって観察してみると，脳が貧血を起こすことだけではなく，血圧も低下することがわかり，「脳貧血説」が有力な睡眠学説となりました。後で説明しますが，現在の脳イメージの技術でもこの事実が確かめられています。

やはり19世紀後半，フランスのリヨンという町に，眠ってばかりいる人がいました。死んだ後に解剖してみたところ，視床下部が大部分壊れていることがわかりました。脳炎の流行したウィーンでもこれと同じような症例がみられ

ました。

　脳炎がヨーロッパに本格的に大流行したのは20世紀に入ってからで，ウィーンの病院は不眠や目覚めているのが困難な嗜眠を訴える患者でいっぱいになりました。この病院の医師エコノモ（図2-3左）は多くの患者を観察して，はじめは不眠だった患者もしだいに嗜眠を訴えるようになることに気がつきました。死んだ患者の脳を解剖してみて，不眠を訴えていた患者では視床下部の前のほうが，嗜眠を示していた患者では視床下部のうしろのほうが破壊されていることに気づきました（図2-3右）。そこで，エコノモは視床下部の前のほうが睡眠を引き起こし，うしろのほうが覚醒を引き起こすに違いないと考えたのです（Economo, 1929）。

　のちにエコノモ型脳炎とよばれたこの病気では，多くの人が死亡しましたが，一部の人は最近まで生存していました。彼らの脳はウィルスによって他の部位も冒され，脳炎後遺症が引き起こされ，さまざまな運動障害，思考障害がみられました。彼らがニューヨークの病院でひっそりと命を永らえていたことは，オリバー・サックスの著書『レナードの朝』に詳しく描かれており，この著書を映画化したロバート・デ・ニーロ主演の映画『めざめ』でも紹介されています（Sacks, 1973）。

　さて，これらの観察をもとにして，脳のどの部分が壊れると眠ったままになるのか，眠れないままになってしまうのか，という研究が始まるようになりま

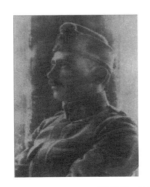 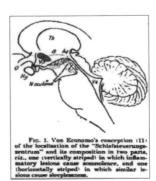

図2-3　エコノモと彼の論文

エコノモは視床下部に睡眠中枢と覚醒中枢を発見した。

第 1 部　睡眠とは

した。これについては，他の章で紹介することにしましょう。

　ロシアの生理学者パブロフは，ベルを鳴らすと餌がもらえるという訓練を受け続けたイヌはベルが鳴っただけでもヨダレをたらすことを実験的に証明した学者ですが，彼はさらにベルを鳴らしても餌はもらえないような「おあずけ」をさせられたイヌが眠り始めること（制止）に気づきました。あとで述べるように単純な刺激を与えられた脳幹網様体が視床−皮質回路を抑制したからだと考えられています。ただ研究はあまりされていないので，詳細は現在でもよくわかっていません。

　さて，徹夜などで眠らないでいるとあらがいがたいほど眠くなることはだれでもが経験することです。仕事の能率が低下し，エラーが増え，自動車の運転などで事故を起こしやすくなります。筋肉を動かすことで乳酸がたまると疲労を感じますが，同様に，目覚めている間に何かの物質がたまると眠くなると考えられます。かつてはこれらの物質が何であるのかはわからなかったので，「ヒプノトキシン（睡眠毒素）」がたまったのだと考えられていました。現在では「睡眠物質」とよばれています。

　断眠の効果についての最初の研究はロシアの科学者マナセーヌによって行われたもので，子犬を 4 〜 6 日間眠らせないでおくと体温が 4 〜 5 度も低下して死んでしまうという 1894 年の実験でした。成犬の場合，眠くなると歩かせて眠らせない方法をとると多くの犬が 9 日目，13 日目，17 日目に体温が 35 度に低下して死んでしまったことが他の研究者によって，報告されています。

6.　20 世紀初頭

　20 世紀はじめ，本格的に断眠の効果を調べたのがフランスのピエロン（図 2-4 左）です（Piéron, 1913）。30 〜 505 時間，20 匹ほどのイヌでひどい眠気を催さない程度の断眠実験をしました。その結果，イヌはよい健康状態を保っていましたが，眠くなってくるとイライラしはじめ，そのうちに筋肉の力がぬけて，頭をさげるようになります。眠くてしかたがなくなったイヌの脳脊髄液を断眠しなかったイヌの脳に注射すると断眠しなかったイヌが眠りはじめたのです。

16

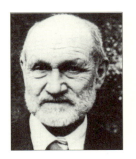 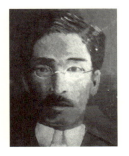

図2-4 ピエロンと石森
ピエロンと石森は同時代に睡眠物質を同定した。

ピエロンは断眠犬の脳脊髄液に睡眠毒素がたまったと考えました。

その当時，つまり明治から大正にかけて，日本にはあまり海外からの情報が入って来ませんでしたが，偶然にもピエロンとまったく同じ考えをもった日本人がいました。愛知県立医学専門学校（現在の名古屋大学医学部）の石森國臣（図2-4右）で，明治40年に彼はイヌでピエロンとほぼ同様の実験をしたところ，同じ結果を得て1909年に発表した（石森, 1909）のですが，日本語で出版されたために，長い間誰にも知られずに埋もれていました。最近英訳が出されて世界に知られるようになったのはうれしいことです。日本人は学んだことを応用する能力は優れているのですが，オリジナリティがないと言われてきました。しかし，そんなことはありません。江戸時代にすでに天文学や数学などに優れた業績を残していますし，ノーベル賞を受賞した最近の物理化学や生物科学の研究に創造性をみることができます。睡眠物質の現代における研究でも日本は世界をリードしています。

7. 現　代

脳細胞の1つひとつが電気活動をしていて，その総和が脳波として観察できることをベルガーが発見してから，意識水準が客観的にそして科学的に研究できるようになりました。電気工学が急速に発展した1950年以降には，脳

波計は多くの臨床検査に，あるいは基礎研究室で使われるようになりました（Rechtschaffen & Kales, 1968）。たとえば，意識不明の患者の多くには覚醒に特徴的な脳波が観察されませんし，てんかんの患者では鋭い棘波がみられることで精密な診断が可能になりました。実験室では被験者が眠ったふり（狸寝入り）をしているかどうか，本当に寝入ったかどうかもすぐにわかります。この技術によって，一晩中の睡眠状態を調べてみると，睡眠状態はけっして同じ状態の連続ではなくて，睡眠が深い，浅い，時々目覚めている，などということがわかりはじめました（Kleitman, 1963）（第 4 章参照）。

　睡眠の発現メカニズムについて詳しく知るためにはどうしても脳を調べなければなりません。そのために動物実験が行われます（北浜, 2009）。第 5 章でそれらの結果を説明しましょう。

········· **文　献** ·········

Aristotle（著）／島崎三郎（訳）1998　動物誌・上　岩波書店

Bulfinch, T.（著）／野上弥生子（訳）1978　ギリシア・ローマ神話　岩波書店

Descartes, R.（著）／野田又夫（訳）1974　方法序説・情念論　中央公論新社

Economo, C. V. 1929 Schlaftheorie 9, *Ergebn Physiol, 28*, 312-339.

Ellis, H. H. 1911 *The world of dreams.* 藤島昌平（訳）1941　夢の世界　岩波書店

Freud, S. 1900 *Die Traumdeutung.* 高橋義孝（訳）1968　夢判断　人文書院

Hayaishi, O., & Urade, Y. 2006 Prostaglandins and the regulation of sleep and wakefulness. In M. Monti & P. R. Pandi-Perumal (Eds.), *The neurochemistry of sleep and wakefulness*. Cambridge University Press. pp.363-383.

Hervé de St-Denys, L. 1867 *Les rêves et les moyens de les diriger.* Tchou.

石森國臣　1909　不眠動物の脳質中に証明し得たる催眠性物質―睡眠の真因　東京医学会雑誌，23, 429-457.

河東　仁　2002　日本の夢信仰　玉川大学出版部　p.582.

北浜邦夫　2009　脳と睡眠　朝倉書店　p.212.

Kleitman, N. 1963 *Sleep and wakefulness.* The University of Chicago Press.

Lucretius, C. T.（著）／樋口勝彦（訳）1961　物の本質について　岩波書店

Maury, A. 1878 *Le sommeil et les rêves.* Didier et Cie.

Piéron, H. 1913 *Le problème physiologique du sommeil.* Masson et Cie.

Rechtschaffen, A., & Kales, A. 1968 *A manual of standardized terminology, techniques and scoring system for sleep stages of human subjets.* Los Angeles: Brain Research Institute. 清野茂博（訳）1971　睡眠脳波アトラス―標準用語・手技・判定法　医歯薬出版

Sacks, O. 1973 Awakenings. 石館康平・石館宇夫（訳）1993　レナードの朝　晶文社

Shiyi, L., & Inoue, S. (Ed.) 1995 *Sleep: Ancient and modern.* Shanghai, Tokyo: SSTLPH; Distributed by ASRS.

第 3 章

睡眠の役割

　睡眠とは「脳による脳のための管理技術」と考えられます。睡眠の役割を大きくとらえると,「脳を創る・脳を育てる・脳を守る・脳を修復する・脳をよりよく活動させる」ということになります。脳はおおまかに分けると大脳と脳幹にわけられますが,ここでいう脳とは主に大脳のことをさします。一般的には,「脳と体を休息させる」ことが睡眠の役割と考えられていますが,睡眠学からの観点ではこれは一面的な捉え方で睡眠の本質ではありません。

1. 胎児の大脳は,目覚めるためにまず眠る：レム睡眠の役割

　眠りはいつ・どこで・どのように芽生えるのでしょうか。受精の瞬間から生命活動は始まります。このとき,受精卵には睡眠も覚醒も認めません。個体発生が進んで中枢神経系や内臓が発育段階の胎児でも,大脳が存在しないうちは覚醒も睡眠もないのです。大脳が発達して,睡眠が初めて現れます。

　大脳ができてまず現れるのが「レム（Rapid eye movement: REM）睡眠」です。新生児が眠っているときに,まぶたの下で眼球がキョロキョロと動いたり,まぶたをパチパチと上下するとともに,

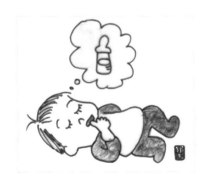

にっこりと天使の様な笑顔（新生児微笑）を見ることがありますね。さらに手を伸ばしたり，ものを握ろうとする様子も見られます。新生児は，出生後すぐから，泣いて母親の関心を誘い，哺乳したり，さまざまな経験を記憶することが必要です。この様な動作ができるように，神経回路を出生前に創るのがレム睡眠の役割と考えられています。

　ヒト胎児では，レム睡眠が1日の多くの時間を占める発育段階があります。

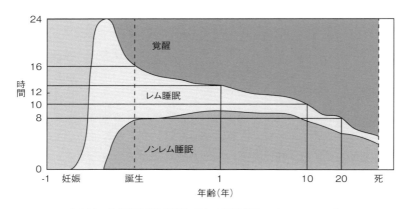

図 3-1　胎児期と新生児期にはレム睡眠が多い（Hobson, 1989）

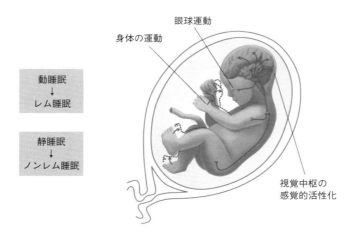

図 3-2　眠りは脳を創る（Hobson, 1989）

やがて大脳の覚醒にともなってノンレム（Non-REM）睡眠が出現し増量していきます。新生児では，ふつう1日の約3分の2が総睡眠量（レム睡眠とノンレム睡眠の各総量の和）になり，レム睡眠量はその約半分を占めます。総睡眠量は加齢とともに減っていき，思春期を迎えるころには1日の約3分の1に落ちつき，その後はあまり大きく変化しません。レム睡眠量はそのうちの4分の1から5分の1となります。したがって，胎児・乳幼児の時期はレム睡眠がたいへん多いのです（図3-1）。

　このレム睡眠は胎児や乳幼児では「動睡眠」（図3-2）とよばれます。なぜなら，この眠りの状態では中枢神経系や筋肉系を始動させる信号が出され，胎児が盛んに動くからです。レム睡眠が，大脳の機能を発達させると考えられています。

　レム睡眠は神経ネットワークに情報を送り，大脳を活性化する役割を担っています。胎児脳を成熟させる原動力こそレム睡眠であり，この側面は，成人になってからも機能を縮小してはいるものの，重要な役割を演じ続けているのです。大脳が休息状態から自動的に目覚められるのは，この古くから体内に宿るレム睡眠が一定の間隔で作動しているからにほかならないのです（井上，2006）。

2. 睡眠は脳を創る：レム睡眠の役割

　胎児の発生段階において，脳幹の中で，自発的に神経細胞が活動して，レム睡眠を発生させるシステムができます。これと連動して，各種の神経回路のいわば敷設工事が行われます。レム睡眠のスイッチを入れる神経細胞が活動して，出生後に働くことになる一連の神経細胞に対して信号を送り，それらが活動するように刺激するのです。その結果，神経細胞のつながった回路に情報が通りやすくなり，細い通路がだんだん太くなり幹線経路となります。

　この時期のレム睡眠に重要な意味があるという考えは，欧米の研究者によって古くから主張されてきました。レム睡眠は発育途上の脳のなかで，神経回路網つまりハードウェアを構築・試運転・整備点検する役割を演じ，脳のさらなる発育に貢献しているというものです。生まれたばかりの人間は未熟です。新生児の脳は400gほどで成人の脳の4分の1ほどです。半年後には，倍の重さ

になり，4〜5歳で1200gになります。脳の重さがピークに達するのは20歳前後で，1300〜1400gになり，その後は少しずつ減少します。

　新生児がよく眠ること，睡眠時間の半分近くをレム睡眠が占めること，レム睡眠の割合が発育とともに劇的に減っていくのはこのような理由によります（図3-1）。他方，かなり成熟した状態で生まれる動物（モルモット，ヒツジ）では，出生時のレム睡眠量は，成体期とほぼ同じです。

　「雀百まで踊り忘れず」ということわざがあります。幼いときに身につけた習慣は，いくつになっても忘れることはないという意味ですが，英語では，What is learned in the cradle is carried to the tomb（ゆりかごの中で覚えたことは，墓場まで運ばれる）と言われています。脳のシナプス形成は，3歳ころまでになされるとされているので，子どもにとって健全な睡眠は重要です。

　静岡のある幼稚園で，3歳から5歳までの園児に，図3-3のように，＼，×，△を描いてもらいました。3歳児では，＼は描けるものの，×や△はその大半で描けませんでした。5歳児になると全員が，正しく模写できていました。△を描けるのは平均的な5歳児の知能発達段階と考えられています。この子たちの睡眠時間をチェックしましたが，年齢相応の睡眠時間でした。

　鈴木が，保育園児226名を対象にした睡眠の規則性と脳機能の発達について調査した結果（Suzuki et al., 2005）は興味深いものです。規則正しく早寝・早起きをしている5歳児188名と，遅寝，遅起き，長時間の昼寝をしている同年齢の34名に三角形を描かせた研究では，睡眠・覚醒リズムの正しい子どもは88%が正しく描けていましたが，リズムの乱れている子どもの44%が三角形を描けなかったのです（図3-4）。早寝・早起きのリズムや睡眠が脳機能の発達に重要であることがうかがわれます。

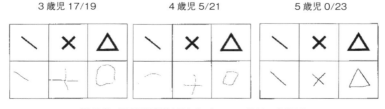

図3-3　三角形が描けるかな（2010.10 静岡S幼稚園）

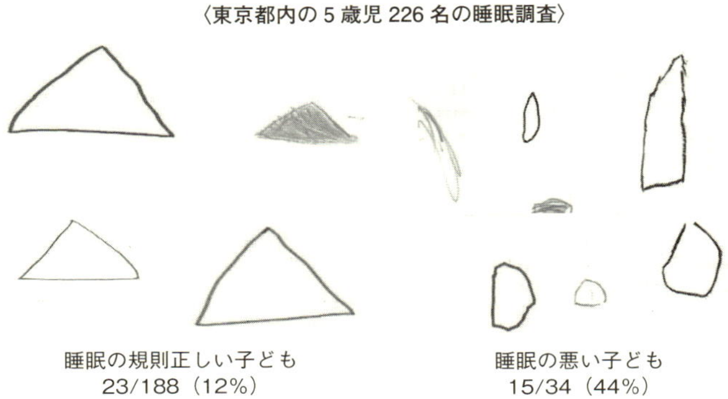

〈東京都内の５歳児 226 名の睡眠調査〉
睡眠の規則正しい子ども
23/188（12%）
睡眠の悪い子ども
15/34（44%）

図 3-4　三角形が描けない子ども（Suzuki et al., 2005）
４歳半から５歳半頃に二次元平面で，斜線を構成する能力が著しく発達。

55
50
45
学力偏差値
国語
算数
8時
9時
10時
11時
12時
12時～

図 3-5　睡眠時間と学力（山口県山陽小野田市教育委員会，2006）

山口県教育委員会の調査（山口県山陽小野田市教育委員会，2006）では，学力偏差値と知能指数ともに，就寝時刻が夜９時までの子どもがもっとも良好で，10 時，11 時と遅くなるにつれて点数が明らかに低下していました（図 3-5）。この図で興味深いのは，普通より早く眠っている子どもの成績が必ずしも良くないことです。勉強しないでただ眠っていても成績が良くならないことは当然です。または，早く眠るのは体調が悪いせいかもしれません。

睡眠は，ヒトの心身の中枢である，「脳を創る」，「脳を育てる」，「脳を守る」，「脳を修復する」という大切な役割を演じています。適切な睡眠は，子どもの健全

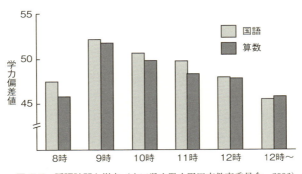

な大脳の発育，心身形成に不可欠な生理機能です。

3. 睡眠は大脳を守る：ノンレム睡眠の役割

　いったん大脳が覚醒して活動できるようになると，「脳を守る・脳を修復する」眠りが新たに必要となります。

　ヒトの脳の重さは成人男性で約1400グラムですが，その脳は，約1000億個もの「ニューロン」とよばれる神経細胞で構成されています。ニューロンの「樹状突起」や「軸索」では電気的な信号が伝えられます。ニューロン同士をつなぐ「シナプス」では，「神経伝達物質」を介して信号が伝えられます。シナプスの数は100兆にも上ると見積もられています。例えば，銀河系には1000億個以上の星が輝いていますが，それらの星同士が互いに通信回線でつながっている様子と同じ構造がわれわれの脳内に存在しているのです。脳は宇宙をしのぐ壮大なフロンティアであるといえるでしょう。

　高度に集積された大脳はエネルギー（グルコース）を大量に消費します。体重の2％しかない脳のエネルギー消費量は，安静時でも全体の18％に上ると報告されています（図3-6）。

　脳は，非常に繊細で脆弱な臓器であり，機能低下しやすく連続運転に弱いの

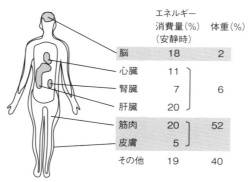

図3-6　小さな脳が，エネルギーの18％を消費（Aschoff & Wever, 1958）

です。全身の司令塔であるべき大脳が損傷すると，正常な精神活動や身体動作ができなくなり，生存が危うくなります。そこで，大脳を休息させるだけでなく，修復・回復させるための機能が必須となってきます。この第2の眠りは「ノンレム睡眠」の原型で，「静睡眠」とよばれます（図3-2 参照）。

大脳の発育が進んで覚醒量が増大するとともに，静睡眠（以下「ノンレム睡眠」）の総量が増大し，そのぶんだけレム睡眠の総量は減少します（図3-1 参照）。大脳がほぼ完成すると，2種類の睡眠が協調して「脳をよりよく活動させる」役割の比重が次第に大きくなります。言い換えると，うまく眠らなければ大脳をうまく守れないのです。

ノンレム睡眠は胎児期のかなり遅くに現れ，出生後に急速に増え，最終的に総睡眠量の4分の3から5分の4を占めます。ヒトでは，この眠りに4段階の深度を区別できます。深いノンレム睡眠（熟睡）は，脳が高度の統御機構をそなえるようになってから開発された新技術の眠りであるといえます。眠る前にどれだけ長く覚醒し活動していたかというフィードバック信号をもとにして睡眠不足を解消する，つまり，「脳を守る・修復する」役割を効率よく発揮させるために創り出された眠りです。

ちなみに，深いノンレム睡眠は幼児期に非常に多いのに対し，高齢者では非常に少ないのが特徴です。この眠りの役割を年齢差のうえで示唆しているといえます。

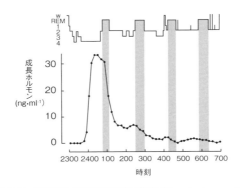

図3-7　成長ホルモンは熟睡時に分泌（Brandenberger, 1993）

幼児期に熟睡が多い事実には重要な意味があります。なぜなら，眠り始めてからすぐの熟睡期に成長ホルモンがまとめて分泌されるからです（図3-7）。成人でも，寝入りばなの深いノンレム睡眠のときに成長ホルモンがまとめて分泌されます。同時に免疫機能も回復します。また，熟睡に寄与している睡眠物質の1つグルタチオンは，解毒にかかわる作用を発揮して，神経細胞の修復に貢献しています。これらの機能は，睡眠による回復・修復の作用と連動しています。

4. 睡眠リズムは昼夜リズムに同調する：体内時計の役割

睡眠の個体発生では，母胎から出たあとの新しい生活環境に適応できる脳機能を創りあげる時期があります。出生後半年以内に，生得性の概日リズムを外界の昼夜リズムに同調できるようにして，睡眠・覚醒の約24時間周期を確立した脳を育てることが必要です。

新生児は2か月齢くらいまで，眠ったり起きたり乳を飲んだりという動作を，時刻にかかわらず小刻みにおこなっています（図3-8）。こうして，1日の約3

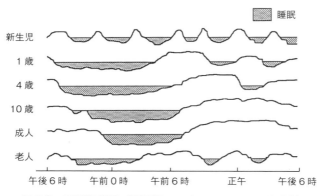

図 3-8　年齢別の睡眠・覚醒パターン（Kleitman, 1963 より改変）

生まれたばかりの新生児は中枢神経系の発達が不十分で，睡眠と覚醒の時刻が定まらず，3～4時間ごとに睡眠・覚醒リズムをくり返します。17週頃から24時間のリズムをみせるようになり，休息に昼間の睡眠は減少し，13か月頃から1日に1～2回程度のお昼寝となります。5～10歳にかけて成人の睡眠単位と同じ90分となります。高齢化にともない，睡眠は浅く，中断することが多くなり，昼間の居眠りもみられるようになります。

分の2を眠っているのです。やがて乳幼児の生活パターンに変化が現れ，起きていることが多い時間帯と眠っていることが多い時間帯とがほぼ半日ごとに区別されるようになります。しかも，その切り換えの時刻は毎日少しずつ遅れていきます。つまり，およそ25時間周期で活動期と休息期がくりかえされます。これが生来の概日リズム（サーカディアンリズム）です。体内時計の信号が表出されてきたとはいえ，外界の24時間周期の昼夜リズムとはまだ無関係で，フリーランしているからです。

4〜5か月齢になると，夜間にはまとまって眠っている時間が長くなり，昼間にはまとまって起きている時間が長くなります。眠っている時間帯と起きている時間帯が昼夜リズムと同調して，24時間周期が確立します。こうして，年齢とともに体内時計の指令する活動期が主に起きている時間帯となり，残りの休息期が主に眠っている時間帯となってきます。

5. 睡眠は大脳をよりよく活動させる：2種類の睡眠の役割分担

成人ではノンレム睡眠とレム睡眠とが80 − 100分を1単位とする時間的な構造をつくっています。そのなかに基本的には浅いノンレム睡眠とレム睡眠とがこの順に一対となっています（図3-9）。

睡眠不足のときには，構造の内容（眠りの質）を変えて対応します。つまり，必要とされるだけの深いノンレム睡眠をこの時間構造のなかに最優先して割りこませるのです。1日の3分の2あまりを連続覚醒したのち，毎夜くりかえされる5〜8時間の睡眠期の時間経過をみると，寝入りばなの第1〜2睡眠周期に深いノンレム睡眠が多量に出現します。このとき，前述のような成長ホルモ

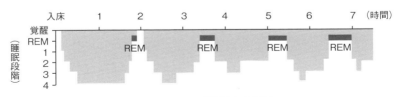

図3-9　ノンレム睡眠とレム睡眠

第1部　睡眠とは

ンや免疫などと連動した「脳を守る・修復する」役割が実行されます。

　ちなみに，ノンレム睡眠は意識水準を下げるだけでなく，体温・血圧・脈拍・呼吸数などの低下とも連動して，全身を休息モードに維持します。

　いっぽう，睡眠期の後半には深いノンレム睡眠はすでに充足されているのでほとんど出現せず，睡眠単位は浅いノンレム睡眠とレム睡眠との基本構造に戻ります。その結果，眠りは浅くなり，次第に覚醒しやすくなるのです。

　もともとレム睡眠は，発育途上の大脳を成熟させ覚醒させるための眠りでした。この性質を利用して，成長後の大脳でも目覚めへの準備がおこなわれると考えられます

　レム睡眠中には体温や心肺機能を微調整する機能がやや低下し，明け方に近づいてレム睡眠が増えるにしたがって，ノンレム睡眠中に低下してしまった体温が上昇してきます。血圧や呼吸の乱れも生じます。こうして，全身を覚醒モードへ移行させるのに貢献しているのです。

6. 睡眠で認知症予防：脳のメンテナンス機構

　超高齢化社会の到来にともない，脳の病気である認知症を患う人の数が2025年には700万人を超えるとの推計値が，厚生労働省から発表されています。これは65歳以上の5人に1人が認知症に罹患する計算になります。認知症の早期発見・治療もたしかに大事ですが，予防が最も重要です。ここでは，睡眠の機能からアプローチする認知症予防の可能性について紹介します（宮崎，2016）。

　認知症で最も多いアルツハイマー型認知症では，脳内タンパク質凝集体（アミロイドβ）の脳内沈着が数十年もの時間をかけて進んでいくといわれています。そこで認知症の発症を遅らせるためには，発症以前の健康な時期から危険因子を減らす生活習慣を身につけ，アミロイドβの蓄積の進行を遅らせることが有効であると考えられます。

　脳内では毎日約7グラムの使用済みタンパク質が新しいタンパク質と入れ替わっています。1か月で210グラム，1年で脳の重さと同程度のタンパク質凝集体や老廃物が除去されているのです。また脳細胞が大量のエネルギーを消費

する過程で活性酸素をはじめとする多量の有害物質も生じています。

　脳機能を健全に保ち，認知症を予防するためには，これらの老廃物を脳内から除去することが必要です。脳以外の領域では，リンパ系が老廃物を除去しています。しかし，最近まで脳や脊髄にはリンパ系が存在しないと考えられてきました。では，脳はどのように老廃物を処理し，脳を保護しているのでしょうか。

　ローチェスター大学で細胞の研究をしているネーデルガードらは，脳のゴミ出し機能として，グリンパティック系（睡眠中のグリア細胞と組織間液による脳内蓄積物の排出経路）を提唱しています（Nedergaard & Goldman, 2016）。グリア細胞とは脳や脊髄などの中枢神経系にある細胞の1つで，神経細胞をさまざまな角度からサポートする細胞ですが，神経細胞と違って情報を伝える働きはありません。ネーデルガードらは蛍光物質をネズミの脳内に注入し，覚醒時と睡眠時でその移動のスピードを生きているネズミの脳で測定しました。その結果，睡眠中にはグリア細胞が収縮し，細胞間腔が60％拡大していることが判明しました。脳内の動脈と静脈は以前より「動脈周囲腔」と「静脈周囲腔」に囲ま

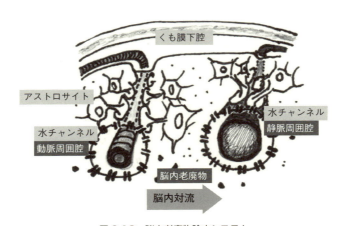

図3-10　脳内老廃物除去システム

中枢神経に存在するグリア細胞は，神経細胞による神経ネットワークを支えています。栄養因子などを分泌して神経細胞の維持に働いています。栄養因子以外にも，多発性硬化症（MS）の炎症に関わるサイトカイン（IL-6やTNFαなど）を分泌する他，炎症細胞を呼び寄せるケモカイン（IP-10など）を分泌して病態に影響を及ぼしていると考えられます。また，アストロサイトは足突起を伸ばして血管を外側から取り囲み，中枢神経内で血管を保護しています。アストロサイトの足突起には水チャンネルとよばれるタンパク質の一種のアクアポリン4の発現が豊富で血管と中枢神経間におけ水分子の出し入れを調整していると考えられます。その他，アストロサイトはMSの炎症後の瘢痕形成にも関わっています。

第1部　睡眠とは

れていることがわかっていました（図3-10）。

　頭蓋骨と脳の間に存在するくも膜下腔で作られた脳脊髄液は，動脈を取り囲む動脈周囲腔を動脈の拍動に駆動されて流れます。動脈周囲腔の外壁はグリア細胞の1つであるアストロサイトの足突起でできています。このアストロサイトの足突起には水チャンネルとよばれるタンパク質の一種のアクアポリン4の発現が豊富で血管と中枢神経間における水分子の出し入れを調整していると考えられています。脳脊髄液はこの水チャンネルによって，アストロサイトに流入し，その後アストロサイトから細胞間隙に染み出して，脳内対流となって脳組織間を移動しながらタンパク質老廃物を静脈周囲腔の足突起を出しているアストロサイトまで運ぶのです。その後，水チャンネルにより静脈周囲腔から脳静脈内に入り，最終的には脳外に排出される経路があることが明らかになったのです。

　睡眠の基本的な機能として，睡眠中に脳内の老廃物を除去して，神経障害を予防し，翌日の活動に備えるための脳メンテナンス機構が稼働していることがわかります。

········· **文　献** ·········

Aschoff, J., & Wever, R. 1958 Kern und Schale im Wärmehaushalt des Menschen. *Naturwissenschaften*, *45*, 477-485.

Brandenberger, G.　1993　Episodic hormone release in relation to REM sleep. *Journal of Sleep Research, 2*, 193-198.

Hobson J. A.　1989　*Sleep*. New York: Freeman. 井上昌次郎・河野栄子（訳）1991　眠りと夢　東京化学同人

井上昌次郎　2006　眠りを科学する　朝倉書店

Kleitman, N.　1963　*Sleep and Wakefulness*. University of Chicago Press: Chicago.

宮崎総一郎　2016　睡眠とは　宮崎総一郎・浦上克哉（編）睡眠からみた認知症診療ハンドブック　全日本病院出版会　pp.2-7.

Nedergaard, M., & Goldman, S. A.　2016　神経科学　脳から老廃物を排出 グリンパティック系　日経サイエンス，7，73-77.

Suzuki, M., Nakamura, T., Kohyama, J., Nomura, Y., & Segawa, M. 2005 Children's ability to copy triangular figures is affected by their sleep–wakefulness rhythms. *Sleep and Biological Rhythms, 3* (2), 86-91.

山口県山陽小野田市教育委員会　2006　陰山氏と共同で学力向上策　内外教育，5667, 7.

第 3 章　睡眠の役割

·········· 参 考 文 献 ··········

藤田哲也　2008　脳の進化　脳のしくみ―ここまで解明された最新の脳科学（ニュートンムック
　　Newton 別冊）　ニュートンプレス

第 1 部　睡眠とは

Column 1

睡眠時間をどれだけ短縮できるか

　アメリカの睡眠学者ダニエル・マラニーらは，カリフォルニア大学の院生とその
配偶者 4 組で睡眠短縮実験を行いました。いつも 8 時間眠る 3 組と，6.5 時間しか
眠らない 1 組を対象として，週に 3 夜ずつ，夫婦同士で脳波計を取り付けて記録し
てもらいました。いつも 8 時間眠る 3 組では，2 週間ごとに 30 分ずつ遅く就寝し
てもらい（起床時刻は一定）睡眠量を 6.5 時間にしました。その時点で全員に 3 週
間間隔で 30 分ずつ遅く就寝してもらい，もうこれ以上我慢できないというところ
まで睡眠時間を減らしてもらったのです。

　その結果，実験前に 8 時間眠っていた 6 人のうち 2 人が 4.5 時間まで，2 人が 5
時間まで，2 人が 5.5 時間まで減らせました。実験前に 6.5 時間眠っていた 2 人は
5 時間に減らせました。睡眠量を短縮した結果，深い眠りが増え，浅い睡眠と夢見
睡眠，中途覚醒量が減っていました。この実験の間，健康や気分に大きな変化はあ
りませんでしたが，6 時間以下の睡眠になると朝起きるのが辛く，疲労感と眠気に
悩まされたとのことです。しかし作業能力テストでは，睡眠短縮による影響は認め
ませんでした。

　実験終了後には，好きなだけ眠ってもらいました。半年後には，一夜に 8 時間眠っ
ていた 3 組では例外なく睡眠時間が短縮して平均 6.4 時間に短縮，1 年後には 6.1
時間になっていました。もともと短眠傾向の組では，元の 6.5 時間に戻っていました。
この結果から，健康成人の場合，睡眠時間約 6.5 時間という値に意味がありそうに
みえます。努力次第で睡眠量を減らすことはでき，少なくとも 8 時間睡眠にこだわ
る必要はありません。だからといって，短めの睡眠が長期的に適切であるとも断言
できません。

　一方，好きなだけ眠ると気分や体調は良くなるのでしょうか。アメリカの心理学
者ジョン・タウブはいつも午前零時から 8 時間を寝床で過ごす 16 人の男子学生に，
就寝時刻は変えずに好きなだけ睡眠を延長してもらいました。その結果，彼らは平
均すると 2.1 時間余計に眠りました。翌朝に作業能力や注意力検査をしてみると，
全員が 8 時間睡眠に比べて検査成績が悪くなっていました。眠気も覚醒後しばらく

して増大していました。必要もないのに長く眠っても効果はなく，かえって悪影響をもたらすことになると考えられます。

　ふつうの人は，無駄に寝過ぎないようにして，昼間にしっかり活動することが，作業効率を上げ健康を維持するのに大切と考えられます。

【参考文献】
井上昌次郎　1988　睡眠の不思議　講談社現代新書　講談社
井上昌次郎　2012　ヒトはなぜ眠るのか　講談社学術文庫　講談社

第 1 部　睡眠とは

Column 2

禅と睡眠

　　精神医学者の平井富雄先生は，室町時代の禅僧瑩山禅師の『座禅用心記』に記述されていることを科学分析してグラフや数字として実証し，只管打坐，精神統一，悟りの境地などさまざまな状態について，著書『禅と精神医学』に詳しく紹介しています [1]。この著書は睡眠について具体的に記述している箇所はありませんが，巻末の付録として『座禅用心記』全文が引用されていますので，「坐中若し昏睡来らば」の箇所で，眠気がきたらどのように対処すべきかの部分を紹介しておきましょう。

　　　「座禅をしているときに眠気がきたならばまず身体を動かし，目を見開いて，精神を頭のてっぺんと髪ぎわ，眉間に集中しなさい。それでも眠ければ，手をのべて目をぬぐい，身体をこすったらよい。それでもなお眠ければ，座を立って，ゆっくり歩いてみなさい。左に身体を転じて歩けば，百歩ほどで眠気は去るでしょう。この方法では一息の間に半歩ほどの前進で，進んだとしても進まないのと同じくらい，心静かに動ぜず，ということです。それでもなおかつ眠ければ，目を洗って，頭のてっぺんを冷やし，菩薩戒のはじめの部分を唱え，さまざまに工夫して眠らないようにしなさい」

　　この部分はまさにクライトマン博士が「眠くなったら身体を動かしなさい」と言ったことに相当します。運動することで，刺激が脳幹網様体に入り込んで活性化して，大脳皮質を刺激するからです（第 5 章参照）。『禅と精神医学』には次のような記述もあります。

　　　「まさにいつ死ぬかもわからないのに悟ってもいない。だから，眠気など何だ，と思うことです。眠気がしばしばやってくるようだったら，心に決めて次のように云いなさい。私の業が深いために，今眠くてしかたがな

Column 2　禅と睡眠

い，この昏蒙はいつ覚めるのでしょうか。願わくばお釈迦様のお慈悲をもってこの眠気という苦しみから救ってください，と。もし心が乱れてくるようであれば，注意を鼻の頭とへその少し下の丹田に集中して，吸う息，吐く息の数を数えてみなさい。それでも眠ければ……」

　睡眠は脳や身体の健康にとって大切なものですから，いくらがんばってみても，抗いがたいことはだれでも知っています。それでも，修業僧はこの苦しみを克服することで悟りに近づこうという決心をしているのです。なぜなら，悟った者を目覚めた者，覚者というように，執着，愛着などから解脱していなければなりません。眠りばなにさまざまな幻影が現れ，誘惑が現れ，愛しい人が現れてくる。自分の意志でどうにもできないのは，悟ったことになりません。ですから，こういった眠りばなの幻影をもたらす悪魔を「睡魔」とよんでいます。ところで，夢の中で仏様が現れたとしたら，どうでしょう。悟りに近づいたと喜べるでしょうか。ある禅師は，その仏様は何かが化けて現れたのかもしれないからだまされてはいけないと，諭しています。

　一方，仏教でも，本来目的とするところが「悟り」であるならば，しょせん逃れ得ぬ快楽や欲望をも利用する考えもあり，夢を宗教体験として評価する立場もあります。「仏菩薩聖僧天女」「天空浮遊」「大河を渡る」などの好相を夢見ることは成仏につながるという考えもあったのです。鎌倉初期の僧明恵は夢に現れた宗教体験を「夢記」に詳しく述べています [2]。禅とは深いものですね。

【文献】
[1] 平井富雄　1990　禅と精神医学　講談社
[2] 河合隼雄　1987　明恵夢を生きる　京都松柏社

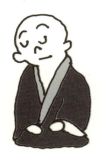

第1部　睡眠とは

Column 3

つじつまのあわない夢と星の王子さま

　荒唐無稽なつじつまのあわない夢を見たことはありませんか。筆者の夢は飛行機に乗っていると，突然垂直に上がっていき，それからいつのまにか，ニューヨークの摩天楼の間をくぐり抜け，地下鉄の中に入って狭い空間を飛んでいます。事故が起きないかといつもピクピクヒヤヒヤします。「いつも」と書いたのは，何回もよく見る夢の1つだからです。宮崎駿のアニメ映画『紅の豚』を観たときには本当にびっくりしました。飛行機が橋の下をくぐるシーンは筆者がいつも見ている夢と同じでした。『魔女の宅急便』でも箒にまたがって，狭い町の建物の間をすり抜けて主人公は飛んでいます。これも私が昔からよく見る夢の1つです。

　フランスの有名な小説家サンテクジュペリの書いた作品に『星の王子さま』があります。作者の恋愛体験をバラの花にことづけて描いた作品です[1]。夢のかたちをとっていませんが，どうみても夢の中のストーリーとしか思えない部分が多いのです。作者の操縦する飛行機がサハラ砂漠で遭難して修理をしているうちに朝方になりますが，星の王子さまは，こんなときに現れます。ちょうど，夢が現れやすい時間ですね。彼はとある小さな星に住んでいましたが，わがままなバラの花に心を傷つけられて旅に出ることにしました。多くの鳥にひもを結んでそれにつかまって空にふわりと浮かび，いろいろな星をめぐって放浪していました。よく夢に出てくる体験です。操縦士に出会った王子さまは羊の画を描いてくれとせがみます。いろいろ描いてみても王子さまは納得してくれません。最後に，いくつかの穴の開いた箱を描くと大喜びします。これで羊を閉じこめればバラの花が食べられなくてすむ，と。砂漠なので水がありません。それなのにいつのまにか井戸があって水をくむことができました。

　そのほか，いろいろとつじつまのあわないエピソードが述べられていますが，ちょうど私たちの見る夢にそっくりです。1つひとつの話の内容は微妙に違うのに，いつかまとまったストーリーができて，納得してしまう。あったものがなくなって，なかったものが現れる。空を自由に飛ぶことができる，などなどです。

　私たちの夢は，脳幹にあるレム睡眠発生装置によって，ウトウト状態になると現

れてきます。脳の活動が高まってきたのです。視覚皮質は引き出されてきたいろいろな記憶を混ぜ合わせますから、いろいろなものが見えてきます。見たことのないものまでつくり出してしまいます。けれども、目覚めているときのようにすべての部分が働いているわけではありません。脳のこちらが働いていても、

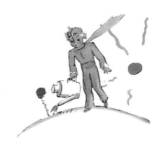

あちらがお休みをしています。ですから、あったものがなくなって、なかったものが現れるのです。

　このとき、散発的に脳幹から強い信号が送られてきます。この信号は記憶の貯蔵庫から別な種類の記憶を引き出してきます。夢の情景が変わってくるのは、このためでしょう。似たような記憶であればそのまま、似ていなくてもそのまま、夢は進行していきます。たとえば、あったものがなくなって、なかったものが現れたとしても、それがつじつまがあっていなくても、夢を見ているときには批判はできないのです。なぜなら、批判する役目の前頭葉の部分の活動が低下しているからです[2]。

　でたらめに記憶が引き出されてくるといっても、星の王子さまがシンデレラに変わることはなく、ある程度星の王子さまとして一貫性のあるストーリー性が保たれるのは、やはり話の流れとまったく異なった情報が引き出されるのではないだろうということと、前頭葉の編集能力の高さからきているのかもしれません。前頭葉はうそつきでもあるのです。

　最後の部分では、ヘビに自分を噛ませて死んで消えて、自分の星に帰っていくときに、王子さまは、「大切なことは目に見えないんだよ」「絆って大切なものなんだ」「だから、ぼくはあのバラに責任があるんだ」と言いました。これが作者の主張したかったところで、夢の所産ではないかもしれない箇所もあります。小説とは、虚実の混ざった夢でもあるわけです。もちろん、前頭葉が小説を書いているのですが。

【文献】
[1] Saint-Exupery, A. de. 1949 *Le petit prince*. Paris: Gallimard.
[2] Braun, A. R., Balkin, T. J., Wesensten, N. J., Carson, R. E., Varga, M., Baldwin, P., Selbie, S., Belenky, G., & Herscovitch, P. 1997 Regional cerebral blood flow throughout the sleep-wake cycle. An H215O PET study. *Brain, 120*, 1173-1197.

第 2 部

睡眠の理解

第2部　睡眠の理解

第 4 章

睡眠の構造と機能

1. 睡眠脳波と睡眠段階

　一晩の睡眠は，睡眠ポリグラフ検査（polysomnogram: PSG）を実施し，各睡眠段階を判定することでわかります。脳波は，睡眠が深くなるにつれて変化することから（図4-1），脳波を用いて睡眠段階が判定されます。睡眠段階は20秒ないし30秒ごとに判定されます。

　被検者がリラックスした状態で目を閉じていると，頭頂部から後頭部にかけて，規則正しい脳波であるアルファ（α）波が連続して現れます（図4-1）。周

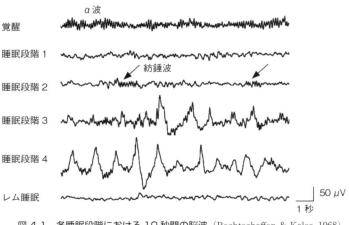

図4-1　各睡眠段階における10秒間の脳波（Rechtschaffen & Kales, 1968）

波数 8 〜 13Hz の律動的な脳波である α 波が，判定区間の 50% 以上を占めていれば覚醒，50% 未満の場合は睡眠段階 1 と判定します。紡錘波（spindle）か K 複合波（K-complex）が出現すれば睡眠段階 2 と判定します。さらに周波数 0.5 〜 2Hz，振幅 75μV 以上の δ 波が区間の 20% 以上を占めると睡眠段階 3，50% 以上を占めると睡眠段階 4 と判定します。睡眠段階 3 と 4 は，デルタ（δ）波（徐波）の出現量によって判定されるため，両者を合わせて徐波睡眠（slow wave sleep: SWS）とよびます。最近では睡眠段階 3 + 4 を合わせて N-3 と表示するようになっています。一般に，睡眠段階 1 と 2 が浅睡眠，睡眠段階 3 と 4 は深睡眠と考えます。

　入眠から約 1 時間経過した頃，睡眠段階 1 と同様の脳波が現れます。しかし，睡眠段階 1 とは異なり，骨格筋や抗重力筋の筋緊張が著しく低下し，まぶたの下で眼球がキョロキョロと動く，急速眼球運動（Rapid eye movement: REM）が散発して認められるようになります。この区間がレム（REM）睡眠です。レム睡眠に対して，睡眠段階 1 から 4 は急速眼球運動がみられないため，

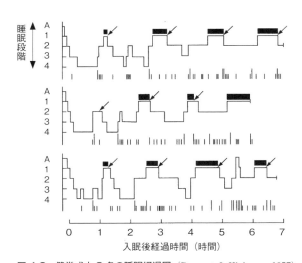

図 4-2　健常成人 3 名の睡眠経過図（Dement & Kleitman, 1957）
黒い四角はレム睡眠，矢印はレム睡眠が終了した時点を示しています。縦の細棒は体動を示し，長い棒は，寝返りなど大きな体動があったことを示し，短い棒は，体の一部の小さな動きがあったことを示しています。縦軸の A は覚醒（awake）を示しています。

ノンレム（Non-REM）睡眠とよばれています。

しかし脳波だけでは，睡眠段階1とレム睡眠を区別することができません。そこで，睡眠段階の判定には，脳波のほか，眼球運動と口唇の下方にあるオトガイ筋の筋電図を同時に測定することが不可欠です。

図4-2は，一晩のPSGを一定区間毎に睡眠段階を判定し，それを睡眠構築図にしたものです。ここでは3名の睡眠経過が描かれています。このように睡眠構築には個人差が当然ありますが，共通する特徴をみることができます。

2. ノンレム－レム睡眠周期

睡眠構築のもっとも基本的な特徴は，ノンレム睡眠（段階1～4）とレム睡眠が周期的に交代して出現するということです。1回のノンレム睡眠とレム睡眠を合わせると，その長さはおよそ80-100分になります。これをノンレム-レ

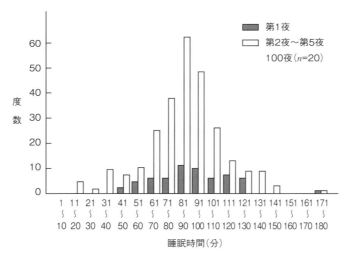

図4-3　睡眠周期のヒストグラム（阿住，1994a）
20名の5夜連続の睡眠磁録における睡眠周期を示しています。1夜目は，実験室効果による影響（第1夜効果）が混入しやすいため，第1夜とそれ以降（第2～5夜）に分けて表示しています。

ム睡眠周期，あるいは睡眠周期とよびます。図4-3は，5夜連続して記録した20名の参加者の睡眠周期をヒストグラムにしたものです。第1夜目は，慣れない環境下という軽度のストレスがかかり，睡眠周期が安定していませんが（第1夜効果），第2夜目以降は，81〜100分の睡眠周期が最も出現頻度が高くなっています (Dement & Kleitman, 1957)。一晩に6〜8時間の睡眠時間をとれば，睡眠周期は4〜5回出現することになります。睡眠周期の出現順に，第1（睡眠）周期，第2（睡眠）周期とよばれています。

　ここで注意しなくてはいけないことがあります。インターネットの睡眠記事等に，睡眠周期は90分なので，その倍数の時間で眠るとスッキリ起きられるといったことが書かれていますが，これは間違いです。たしかに睡眠周期を平均すると約90分になりますが，睡眠周期は寝始めには長く，朝方には短くなります。またその日の活動状況によっても変動するので，時計のように90分きっかりではないことを理解しておくことが必要です。

3. 深睡眠の出現の時間分布

　夜間の睡眠構築の第2の特徴は，睡眠段階3や4という深睡眠が，睡眠の前半に集中して出現することです。深睡眠の出現率は，最初の1時間で一晩全体の50%以上に達し，最初の3時間（第2睡眠周期まで）で一晩の80〜90%にも達します（図4-4）。徐波睡眠はホメオスタシス（恒常性）の影響を受けており，睡眠をとるまでの覚醒時間が長いほど睡眠中の出現量は増大します（図4-5）。また，深睡眠の出現量は，深部体温の低下の程度と正方向の関連性があります。

　睡眠後半には，深睡眠の出現量は少なくなり，主として段階2とレム睡眠が多く出現するようになります。

第2部 睡眠の理解

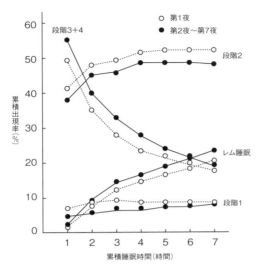

図 4-4 各睡眠段階の時間経過（阿住，1994b）

入眠後，1時間毎の累積出現率の変動を示し，第1夜（○）と第2から第7夜まで（●）の平均値の変動とを分けています。

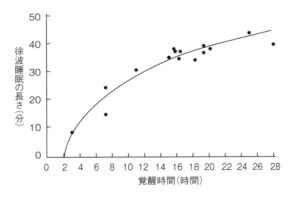

図 4-5 覚醒時間と徐波睡眠量 (Knowles et al., 1986)

4. レム睡眠の出現の時間分布と体温

　第3の特徴は，レム睡眠は睡眠の前半は出現量が少なく，睡眠の後半に多くなるとことです。レム睡眠の出現量は，深部体温の概日リズムと関連することが明らかにされています。図4-6は，時間手がかりのない恒常環境下で観察された深部体温リズムと睡眠中のレム睡眠の長さとの関係を示したものです。通常，深部体温が高いところではレム睡眠は短く，深部体温が低いところではレム睡眠は長くなります。通常の日常生活の就床直後では，まだ体温が十分低下していないので，レム睡眠の出現量は小さく，早朝の深部体温が最低値付近で

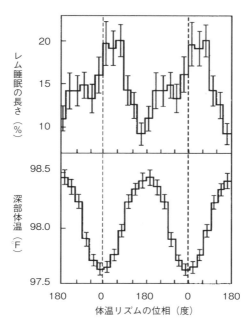

図4-6　時間手がかりのない恒常環境条件下で観察された体温リズムとレム睡眠の関係（Charles et al., 1980）
恒常条件下では，睡眠・覚醒リズムは，1日につき約1時間後退（*）していくので，横軸は時刻ではなく，最低体温の時点を0°とする体温の概日リズムの位相（0〜360°）で表現しています。上図は，睡眠中のレム睡眠の割合（％）を示し，下図は，深部体温を華氏（°F）で示します。
＊：Czeislerらのその後の研究によると，実験室の照度を低くした条件下では約15分であるとされています。

はレム睡眠の出現量は最大となります。早朝に夢を多く見るのはこのような生理的背景があるからです。

5. 睡眠中の自律神経系活動

　図4-7は，夜間睡眠中の血圧，呼吸，脈拍，体動を示したものです。ノンレム睡眠中は，交感神経系活動が低下し，副交感神経系が優位となるため，心臓血管系の活動は落ち着き，体温や代謝も低下します。レム睡眠中では，心拍数や呼吸数，血圧など自律神経系活動が激しく変動するため，「自律神経系の嵐」ともよばれています。夜間睡眠全体でみると，就床時から第2～3睡眠周期にあらわれる最低体温時に向けての体温下降期では，血圧や呼吸数，脈拍数は低下していき，最低体温時から起床に向けての体温上昇期では，心拍数や血圧は上昇していきます。

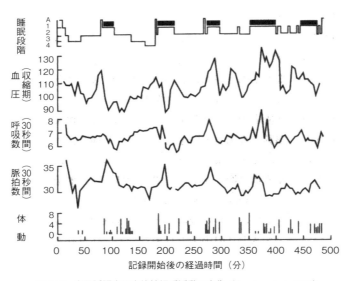

図4-7　夜間睡眠中の自律神経系活動の変化（Snyder et al., 1964）

6. 睡眠中の内分泌活動

　成長ホルモンとメラトニン，コルチゾール（副腎皮質ホルモン）は睡眠中に分泌される代表的なホルモンですが，図4-8 はそれらの夜間の分泌状況を示します。
　脳下垂体前葉から分泌される成長ホルモンは，タンパク質合成を促進し，体の成長や修復，疲労回復に重要な役割を果たしています。成長ホルモンの分泌は，「睡眠に依存」しており，寝入りばなの深いノンレム睡眠期に集中して分泌されます。成長期の子どもでは身体の成長を促し，成人では組織の損傷を修復し，疲労回復に役立つのです。「寝る子は育つ」ということわざは，こうした事実に裏付けられています。
　松果体から分泌されるメラトニンは，概日リズムを調整する作用をもっています。メラトニンは日中には分泌されず，夜間に分泌されます（光に依存）。血中のメラトニン分泌量は，習慣的な入眠時刻の1～2時間前から上昇し始め，最低体温の1～2時間前に最大となり，その後減少します。一方，夜間に高照度光にさらされるとメラトニン分泌が抑制されるので，体温，覚醒度ともに上昇して，睡眠影響が出ます。また室内照明に相当する100～200ルクス程度の照明であっても，長時間になると夜間のメラトニン分泌が抑制されることが最近明らかにされています。
　コルチゾールは副腎皮質から分泌されるホルモンで，代謝促進作用を有し，

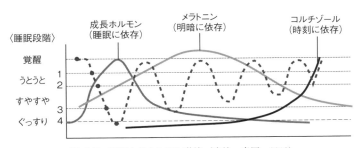

図4-8　睡眠中のホルモン分泌（宮崎・森国，2012）

ストレスに応じて分泌量が増大します。起床前に最大値を示すことから，覚醒に備えて体温や血糖値を上げ体内環境を整える働きがあると考えられています。コルチゾールは，「時刻に依存」して分泌されますから，「目覚めのホルモン」と考えてもよいでしょう。つまり，覚醒時刻はほぼ決まっており，遅く寝た翌日でもいつもの時刻に目覚めることになります。結果として，遅く寝た翌日は大概の場合睡眠不足になることになります。ヒトが生きていくうえで最も大事なのは活動することであり，昼行性のヒトは睡眠不足であっても，朝には必ず起きて働くようにプログラミングされているのです。

······· **文 献** ········

阿住一雄　1994a　成人の正常睡眠とその随伴現象　上田英雄・島薗安雄・竹内重五郎・豊倉康夫（編）睡眠障害　南江堂　pp.1-41.

阿住一雄　1994b　成人の睡眠　日本睡眠学会（編）睡眠学ハンドブック　朝倉書店　pp.28-34.

Charles, A. C., Zimmerman, J. C., Ronda, J. M., Moore-Ede, M. C., & Weitzman, E. D.　1980 Timing of REM sleep is coupled to the circadian rhythm of body temperature in man. *Sleep, 2*, 329-346.

Dement, W. C., & Kleitman, N.　1957 Cyclic variations in EEG during sleep and their relation to eye movements, body motility and dreaming. *Clinical Neurophysiology, 9*, 673-690.

Knowles, J. B., MacLean, A. W., Salem, L., Vetere, C., & Coulter, M.　1986 Slow-wave sleep in daytime and nocturnal sleep.: An estimate of the time course of "Process S". *Journal of Biological Rhythms, 1*, 303-308.

宮崎総一郎・森国　功　2012　どうしてもがんばらなくてはならない人の徹夜完全マニュアル　中経出版　pp.144-147.

Rechtschaffen, A., & Kales, A.　1968　*A manual of standardized terminology, techniques and scoring system for sleep stages of human subjects*. Public Health Service, U.S. Government Printing Office: Washington DC.

Snyder, F., Hobson, J. A., Morrison, D. F., & Goldfrank, F.　1964 Changes in respiration, heart rate, and systolic blood pressure in human sleep. *Journal of Applied Physiology, 19*, 417-422.

第 **5** 章

睡眠のメカニズム

1. あるメールから

　お元気ですか。昨晩，ロンドンにつきました。仕事の相手が歓迎パーティ
を催してくれましたが，あれほど賑やかにパーティをしているときに，お
酒もそれほど飲んでいないのにテーブルで，ついうとうとと眠り込んでし
まいました。ダンスで目を覚まそうと思ったのですが，ついにダウン。夜
の10時ごろ，家へもどって，眠りましたが，目が覚めてみるとまだ朝の
4時でした。まだ，だれも起きていません。

　それで，もう少し眠ってから，と思ってベッドに入ったのですが，まっ
たく眠れません。それで，『羊が一頭，羊が二頭…』と数えてみたので
すが眠れないのです。今度は英語で『one sheep sleeps, two sheep sleep,
three sheep sleep…』と数えてみたら，むしろ頭がさえてきて困りました。
少し寒気がしました。昨晩はしゃいで無理をしてしまったうえに，横に咳
をしていた人がいたからでしょうか，風邪をひいてしまったようです。そ
れで風邪薬を飲んでみました。その後いつしか眠ってしまったようです。
目が覚めたのは朝の11時，いつもの通り，パンにジャムとバターをつけ
て食べ，コーヒーを飲んで一日が始まりました。仕事がうまくいくように
がんばります。

あるとき，筆者は上記のようなメールを友人からもらいました。なぜ眠いの

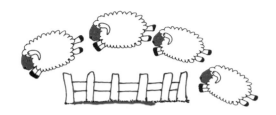

でしょうね。原因は少なくとも2つあります。1つ目は，夜遅くまで騒いでいても，いつも眠る時間になると眠くなるものです。ロンドンでは昼間でも日本では夜なのです。それは脳内にある体内時計が，「いつもの眠る時間になりました」と言って，睡眠を引き起こす部位に命令をかけるからで，2つ目は，日中目覚めているときに蓄積してきた睡眠物質がやはり睡眠中枢に働きかけるからです。

2. 体内時計

　最初にあげた体内時計ですが，あらゆる生物に備わっています。もっとも原始的な生物であるシアノバクテリア（藍藻）は数十億年前から地球に存在していますが，日中は太陽の光で光合成を行い，酸素をつくり出しました。酸素のおかげで，小さな隕石ならば落ちてくる間に摩擦で燃えて流れ星となって消滅し地球にまでは落ちてこないし，強力な紫外線も弱められます。酸素は海水中に溶けている鉄分を酸化沈殿させて鉄鉱床をつくったので，現在，それを掘り出して建築や自動車に使っているのです（丸山・磯崎, 1998）。このバクテリアは夜になると，光合成はしなくなります。その理由は暗くなったから，というとそうではありません。夜になってから，水槽に入れて明るい部屋に持って行っても光合成しないのです。つまり，光合成は明暗によらないで時刻による，ということから，バクテリアの細胞内にほぼ24時間の周期をもつ自律性の時計があることがわかりました（Kondo et al, 1993）。
　この基本的なしくみはヒトの細胞にも備わっています。体内時計は，ヒトの身体のあらゆる細胞に時計遺伝子として存在するのですが，もっとも重要な時

第5章 睡眠のメカニズム

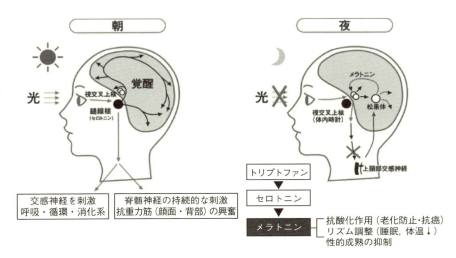

図 5-1 体内時計のしくみ（宮崎ら，2016）

計は視神経の交叉のすぐ上に位置していて多数の神経細胞から構成されています。この細胞集団を視交叉上核といいます。細胞の中にはさまざまな時計遺伝子があって，ヒトの場合約 25 時間を周期として増減していることがわかっています (Okamura et al., 1999)。この情報の一部は脳の中心部にある松果体に伝えられます。そうすると松果体はメラトニンという物質を分泌し，睡眠・覚醒中枢に作用して眠くなるのです（図 5-1）。

　ロンドンに到着したばかりのときには，体内時計はまだ日本時間で動いていますから，昼間でどんなに明るくても眠くてしかたがありません。今度は夜になっても眠れません。そんなときに羊を数えることは単純な作業ですし，sheep は sleep に通じていて，眠れ眠れと暗示をかけていることになるので，そのうちに眠くなるはずですし，羊のいるのどかな草原を想像することで，気持ちが楽になって副交感神経系の働きが優勢になって睡眠を導きやすくなると考えられます。でも，たしかに自分のベッドの中では有効かもしれませんが，遠い外国での時差調整にはあまり有効な手段ではありません。もっとも有効なのは，朝目覚めて太陽の光を浴びることです。そうすると，視神経からの光信号によって視交叉上核にある体内時計がリセットされて，しだいに現地の時間に順応していきます。

3. 睡眠物質

　もう1つ，徹夜を続けると眠くなります。徹夜明けの朝はとにかく眠たい。体内時計が「朝になったから起きなさい」と命令しているのにもかかわらず，眠たい。これは，目覚めている間にさまざまな物質が脳内に蓄積したからです。第2章で説明したように，20世紀の初頭，偶然にもフランスと日本で同じような実験が行われました。イヌを長時間眠らせないでおいて，そのイヌの脳脊髄液をほかのイヌに注射すると，注射されたそのイヌが眠りはじめることがわかりました（第2章，p.16参照）。脳脊髄液に睡眠物質が含まれていることが明らかになったのです。しかし，どんな物質で構成されていて，どのように脳に作用するかは，わかりませんでした。

　その後，アメリカなどで多くの研究が行われましたが，日本では，不眠ラットの脳から睡眠物質が抽出されて，睡眠促進物質（SPS）と名づけられました。おもな構成物質はグルタチオンとウリジンということがわかっています（Inoué et al., 1984）。さらにプロスタグランジン D_2（PGD_2）という物質をサルの脳に注入するとサルが眠り込んでしまうことが知られ，ラットでもその現象が確かめられました。その後，綿密な実験計画が組まれ，脳のどの部位にどのように作用するのか研究されました（Hayaishi & Urade, 2006）。

　「風が吹くと桶屋が儲かる」というように，連続的に原因・結果が積み重なっ

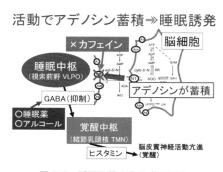

図 5-2　睡眠物質の働き（概略図）

て，睡眠が引き起こされます。結果だけをお伝えすると，覚醒中に蓄積された PGD_2 がその受容体に働きかけると，アデノシンが増加し，さらにアデノシン受容体を介して，睡眠中枢にある細胞を興奮させ，睡眠が引き起こされます（図5-2）。コーヒーを飲むと，その主成分のカフェインがアデノシン受容体の働きを妨げるので眠気がとれるのです。

4. 睡眠中枢と覚醒中枢

　さて，体内時計や睡眠物質が睡眠を引き起こすことはわかりましたが，それでは睡眠中枢はどこにあるのでしょうか。また覚醒中枢もあるのでしょうか。目覚めているときには外からいろいろな刺激が脳に入ってきます。それが覚醒を引き起こしている，と昔は考えられていました。眠くてもダンスをしてがんばれば少しは眠気もとれるというものです。反対に，刺激が脳に入らないようにすれば眠ってしまうはずです。そこで，ネコの視神経の交叉のうしろあたりから脳幹を切ってしまうと，ネコは昏睡状態に入ってしまいます。脳幹のうしろの部分と脊髄の間で切断しても外部の刺激は入ってきますからネコは目覚めていることができます。そこで，外界からの刺激が重要と考えられました (Bremer, 1937)。

　また健常なネコでの実験ですが，脳幹の中に神経細胞や神経線維が編み目のように張りめぐらされた脳幹網様体があって，この部位を弱い電流で刺激するとネコは目を覚まします。そこで，外部からの刺激が脳幹網様体を刺激して覚醒が引き起こされるという説が有力になりました (Moruzzi, 1972)。ところが，いくら静かでも，羊の数を数えても，眠れないときは眠れませんし，眠いときには，どんなうるさい場所でも眠ってしまうことは，この説ではうまく説明できません。

　第2章の睡眠研究の歴史で，脳炎で視床下部に炎症を起こした患者は嗜眠状態になるか，眠れなくなるかの症状を示していたことを紹介しました。視床下部は脳の奥深くにあって，食欲や性欲，ホルモン分泌などを調節している重要な部位です。また目の覚めない昏睡とは違って，嗜眠は揺すると目を覚まし

すが，放っておくとまた眠り込んでしまう状態です。この場合，脳幹網様体は傷ついてはいません。ですから脳幹網様体よりも視床下部のほうに覚醒や睡眠の中枢があると考えられます。そこで実験的に，視床下部のいろいろな部分を少しずつ壊してみました。

　毒キノコや海草から抽出した毒で神経細胞を異常に興奮させると最後に神経細胞は死滅してしまいます。この方法だと，細胞だけを壊すので他からやってきて通過していく神経線維を壊さなくてもすみます。乳頭結節核を中心とした視床下部のうしろの部分の細胞を壊すと，ネコは嗜眠状態に入ります。一方，視索前野を中心とした視床下部の前の部分の細胞を壊すと，ネコは眠らなくなります (Sallanon et al. 1986)（図5-3）。ですから，エコノモの言ったとおり（第2章参照），後部視床下部は覚醒中枢，前部視床下部が睡眠中枢と考えられます。

　さらに，視床下部の前の部分の細胞が壊されて眠らなくなったネコの後部視床下部に抑制物質であるGABAの働きに似た物質を注入すると，細胞の働きが抑制されて，不眠ネコは嗜眠状態に入ります (Sallanon et al., 1989)。つまり，視床下部の前部と後部はお互いに抑制的な影響を及ぼし合っているのです。片方の働きが強くなると，もう一方が弱くなるようなシーソーのような関係があります (Saper et al., 2005)。

　さて，神経ネットワークの話ですが，神経線維の先端から物質を放出して相手の細胞のシナプスに与えて神経間で情報が伝えられます。神経細胞で生産されて神経線維を通じて運ばれ，標的細胞のシナプスを介して情報を伝える物質を神経伝達物質といいます。視床下部のこれらの部位の細胞にどのような物質

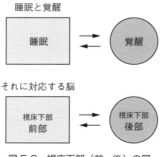

図5-3　視床下部（前・後）の図

があるのでしょうか。表5-1に代表的な神経伝達物質とその働きを示しておきます。

　グルタミン酸は脊椎動物の脳内で興奮性物質として働き，GABAは抑制物質として働いています。またGABAは覚醒－睡眠を調整する重要な役割をもっています。図5-3に示したように，睡眠と覚醒は視床下部前部と後部の働きのバランスで成り立っていますが，この前後の部位どちらにも多くのGABA細胞が存在していて，お互いを抑制していると考えられます。そして同じように後部に存在しているヒスタミン細胞やオレキシン細胞は線維を大脳皮質まで伸ばしていて，皮質を刺激し覚醒を維持するのに働きます（表5-1，図5-4）。風邪薬を飲むと眠くなることがありますが，それは薬に調合されている抗ヒスタミン薬が脳内に入って，ヒスタミンの働きを妨げるからと考えられています。最近では脳に入らない抗ヒスタミン薬が開発され眠気が少なくなっています。

　さらに脳幹から運ばれてきた重要な神経伝達物質であるノルアドレナリンやセロトニンは大脳皮質のどこにでも存在していて覚醒を維持するように働きます（表5-1，図5-4）。

　一方，体内時計や睡眠物質からの睡眠命令が睡眠覚醒中枢になんらかの方法

表5-1　覚醒や睡眠にかかわる脳内物質（滋賀医科大学睡眠学室作成）

	特　徴
セロトニン メラトニン	朝↑，夜↓，神経細胞を適度に活性化　（図5-1 参照） 夜↑，セロトニンから合成される
グルタミン酸 GABA	神経回路におけるアクセル 神経回路におけるブレーキ
アドレナリン ノルアドレナリン ドパミン	ストレスにより↑，副腎髄質から血中へ 交感神経から分泌，脳内では青斑核から分泌 快楽中枢へ作用
アセチルコリン	副交感神経から分泌，覚醒の発現・維持に関係
ヒスタミン オレキシン	覚醒の維持に関与 覚醒の維持に関与

覚醒や睡眠にかかわる脳内物質：覚醒にかかわる物質を含む神経細胞が活動をあげ，睡眠にかかわる物質を含む神経細胞が活動を低下させると覚醒が引き起こされる。その反対の場合睡眠が引き起こされる（図5-3も参照のこと）。

第 2 部　睡眠の理解

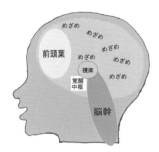

図 5-4　覚醒時の脳の働き
覚醒中枢が脳幹や視床を刺激すると大脳皮質が活性化され覚醒が引き起こされる。

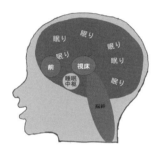

図 5-5　睡眠時の脳の働き
睡眠中枢が脳幹や視床を抑制すると大脳皮質が抑制化され睡眠が引き起こされるが，脳の一部は目覚めていて，外界の刺激に反応できる。

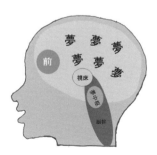

図 5-6　レム睡眠時の脳の働き
脳幹にあるレム睡眠（夢）中枢が働くと夢が引き起こされる。前頭葉の活動が十分でないために，正確な判断ができない。

第5章　睡眠のメカニズム

で伝えられると，睡眠中枢が覚醒中枢の働きを抑えますから，セロトニンなどの覚醒にかかわる神経伝達物質の分泌も脳への刺激も抑制されて，脳は睡眠状態に入ります（表5-1，図5-5）。もし，このときにヒロポン（アンフェタミン）などの覚醒剤でノルアドレナリンやセロトニンが低下しないようにあるいは増加するようにすると，眠れなくなります。

　このとき，脳の中心にあって，大脳皮質の働きをコントロールしている視床の活動も視床周囲に大量にある GABA 細胞によって抑制されます（Steriade & Buzsaki, 1990）。したがって，大脳皮質は活動が低下して，情報処理をすることができなくなります。考えることもできなくなります。せいぜい寝返りが打てる程度です（図5-5）。第4章の説明にあるように脳波はしだいに緩徐になってきて，紡錘波が現れてきます，さらに深い睡眠状態に入ると2〜3ヘルツの振幅の大きな徐波を示すようになります。この状態をノンレム睡眠とよんでいます。

　一定の時間が経過すると，脳幹ではノルアドレナリン細胞やセロトニン細胞の活動が低下しはじめ，かわってアセチルコリン細胞の活動が増加してきます。脳幹のアセチルコリン細胞からの刺激が持続的に現れて脳を刺激するので脳はやや覚醒状態になりますし，部位によっては覚醒時よりも興奮する部位もあります。また脳幹からの強い刺激が間歇的に現れて，眼球運動を支配する部位を刺激するので急速な眼球運動が見られるようになります（Jouvet, 1966, 1992; Hobson et al., 1975; Koyama & Sakai, 2000）。同時に視床や大脳皮質を刺激するので，持続的な刺激とあいまって，鮮烈な夢を見る原因となります（図5-6）。この状態の睡眠をアメリカでは Rapid Eye Movement Sleep，日本語に訳して「レム睡眠」とよんでいることは，第4章と第9章で説明したとおりです。

　このノンレム睡眠とレム睡眠のくり返しが一晩に4〜5回くり返されて，睡眠物質の量も低下し，朝を迎えると，覚醒中枢が機能し始め，睡眠中枢が抑制されて，目覚めることになります。

5. 腹の皮が張れば目の皮がたるむ

満腹になると眠くなる，という現象は「腹の皮が張れば目の皮がたるむ」と

いう表現に集約されます。「食事をすると胃が活動して熱が発生するが、この熱い気体が脳にのぼって冷やされ、心臓にくだって心臓を冷やすことで眠くなる」とギリシャの哲人は言っていますが、これはその当時、心臓は文字どおり「心の中枢」と考えられていたので、心臓が冷えると眠くなると言われたのです。現在では、「心の中枢」は脳にあると考えられているため、「血液が消化器官に集まって、脳に少なくなれば脳が冷えて眠くなる」はずです。

　実際眠っている間の脳のエネルギー消費は少なく、血流は減っていますから、脳の温度は下がっています。ただ、これはすでに眠っている人の話で、満腹になって眠くなった人の脳の血流についてはまだよくわかっていません。現在では脳内の血流量やエネルギー代謝量については fMRI や PET などの脳イメージング技術で知ることができます（図5-7）。たとえば、眠りはじめると、まず小脳や左脳の血流やグルコースの使用量が減少します（Kajimura et al., 1999）。ですから、身体のバランスがうまくとれなくなり、言葉も出なくなり、考えることもできなくなるのです。深く眠ると、脳の多くの部位が活動を低下させてしまいます。

　動物の場合、お腹が空けば獲物をとるために、脳は目覚めていなければなりませんし、交感神経も働いていなければなりません。アドレナリンを分泌させて、精神的緊張を高め、筋肉に血液を供給し、瞳孔を開いて、獲物をとる準備

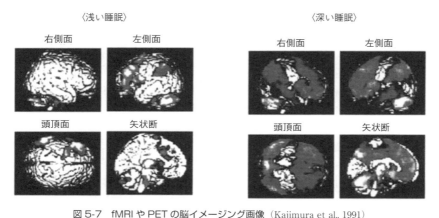

図 5-7　fMRI や PET の脳イメージング画像　（Kajimura et al., 1991）
暗い部分は活動が低下した部位。浅い睡眠では大脳皮質のほどんどは活動を低下させていないが、深い睡眠では一部を除いて活動を低下させている。

第5章　睡眠のメカニズム

をする，あるいは強い敵から逃げなければなりません。満腹になれば安全な場所に隠れて眠ってもよいわけです。ゆったりして眠っているときには副交感神経が働き，その間に食べたものが消化されるようにうまくできています。それはヒトでも同じことです。このように覚醒と空腹の間には密接な関係があるのです。

　1998年にお腹が減ると増えるペプチドが発見されて，ギリシャ語で「食欲」を意味するorexisの名前をとってオレキシンと名づけられました。この物質をマウスの脳内に微量に投与すると，マウスは餌をもりもり食べるようになり，探索行動も増えます。はじめは食欲についての研究だったのですが，オレキシン遺伝子を抹消してみると，マウスが突然脱力発作を起こして眠り込んでしまうことが観察されたのです。これはちょうどヒトのナルコレプシーの症状にそっくりでした（Sakurai, 2007）。ナルコレプシーとは覚醒の維持が困難で，目覚めているときに眠気が強く現れ，突然レム睡眠に入って骨格筋の弛緩を起こして倒れ込んでしまう病気です。ナルコレプシーを示すイヌを飼育交配して遺伝子を解析することで，オレキシン受容体の異常も発見されています（Nishino, 2007）。オレキシン細胞は後部視床下部のやや上部（背側部）に存在しています。ナルコレプシーの患者でもオレキシン細胞数が減っていることがわかりました。

　2012年のノーベル生理学・医学賞は山中伸弥博士のiPS細胞に対して贈られました。ナルコレプシー患者の脳内にオレキシン細胞が再生されることができれば，治療の道も開けてくることでしょう。睡眠の研究は同時に覚醒の研究でもあって，生存に重要な科学です。これからもあらゆる科学的技術を導入して進展していくことが望まれます。

·········· 文　献 ··········

Bremer, F.　1937　L'activité cérébrale au cours du sommeil et de la narcose. Contribution à l'étude du mécanisme du sommeil. *Bullein de l'Academie Royale de medecine de Belgique, 4,* 68-86.

Hayaishi, O., & Urade, Y.　2006.　Prostaglandins and the regulation of sleep and wakefulness, In M. Monti & P. R. Pandi-Perumal (Eds.), *The neurochemistry of sleep and wakefulness.* Cambridge University Press. pp.363-383.

Hobson, J. A., McCarley, R. W., & Wyzinski, P. W.　1975　Sleep cycle oscillation: Reciprocal discharge by two brainstem neuronal groups, *Science, 189,* 55-58.

第2部　睡眠の理解

Inoué, S., Honda, K., Komoda, Y., Uchizono, K., Ueno, R., & Hayaishi, O. 1984 Differential sleep-promoting effects of five sleep substances nocturnally infused in unrestrained rats. *Proceedings of the National Academy of Sciences of the United States of America, 81*, 6240-6244.

Jouvet, M. 1966 Paradoxicak Sleep–A study of its nature and mechanisms. *Progress in Brain Research, 18*, 20-62.

Jouvet, M. 1992 *Le Sommeil et le rêve.* Paris: Odile Jacob. 北浜邦夫（訳）1997　睡眠と夢　紀伊國屋書店

Kajimura, N., Uchiyama, M., Takayama, Y., Uchida, S., Uema, T., Kato, M., Sekimoto, M., Watanabe, T., Nakajima, T., Horikoshi, S., Ogawa, K., Nishikawa, M., Hiroki, M., Kudo, Y., Matsuda, H., Okawa, M., & Takahashi, K. 1999 Activity of midbrain reticular formation and neocortex during the progression of human non-rapid eye movement sleep. *The Journal of Neurosciences, 19*, 10065-10073.

Kondo, T., Strayer, C. A., Kulkarni, R. D., Taylor, W., Ishiura, M., Golden, S. S., & Johnson, C. H. 1993 Circadian rhythms in prokaryotes: Luciferase as a reporter of circadian gene expression in cyanobacteria. *Proceedings of the National Academy of Sciences of the United States of America, 90*, 5672-5676.

Koyama, Y., & Sakai, K. 2000 Modulation of presumed cholinergic mesopontine tegmental neurons by acetylcholine and monoamines applied iontophoretically in unanesthetized cats. *Neuroscience, 96*, 723-733

丸山茂徳・磯崎行雄　1998　生命と地球の歴史　岩波書店

宮崎総一郎・佐藤尚武・辻　延浩・大川匡子（編著）　2016　睡眠学入門ハンドブック：睡眠の基礎知識　日本睡眠教育機構

Moruzzi, G. 1972 The sleep-waking cycle. *Ergebnisse der Physiologi, 64*, 1-165.

Nishino, S. 2007 Clinical and neurobiological aspects of narcolepsy. *Sleep Medcine, 8*, 373-399.

Okamura, H., Miyake, S., Sumi, Y., Yamaguchi, S., Yasui, A., Muijtjens, M., Hoeijmakers, J. H., & van der Horst, G. T. 1999 Photic induction of mPer1 and mPer2 in cry-deficient mice lacking a biological clock. *Science, 286*, 2531-2534.

Sakurai, T. 2007 The neural circuit of orexin (hypocretin): Maintaining sleep and wakefulness. *Nature Reviews Neuroscienc, 8*, 171-181.

Sallanon, M., Denoyer, M., Kitahama, K., Aubert, C., Gay, N., & Jouvet, M. 1989 Long-lasting insomnia induced by preoptic neuron lesions and its transient reversal by muscimol injection into the posterior hypothalamus in the cat. *Neuroscience, 32*, 669-683.

Sallanon, M., Kitahama, K., Denoyer, M., Gay, N., & Jouvet, M. 1986 Long-duration insomnia after lesions of the perikaryons of the paramedian preoptic area in cats. *Comptes Rendus de L'Academie des Sciences, Sere III, Sciences de la vie, 303*, 403-409.

Saper, C. B., Scammell, T. E., & Lu, J. 2005 Hypothalamic regulation of sleep and circadian rhythms. *Nature, 437*, 1257-1263.

Steriade, M., & Buzsaki, G. 1990 Parallel activation on the ascending cholinergic activation concept. In M. Steriade & D. Biesold (Eds.), *Brain cholinergic systems.* Oxford University Press. pp.3-62.

第 **6** 章

睡眠と学習と記憶

1. 睡眠学習

　勉強をしていて，もっと楽な方法で憶えることができたら，と思ったことはありませんか。眠っているときに記憶できたらどんなに楽だろうとだれもが考えます。それで，眠っている間に，いろいろな話を聞かせて，どのくらい憶えているかをテストしてみた研究者がいます。残念ながら，結果はかんばしくありませんでした。眠っているときには，あまり重要でない情報は脳に入っていかないのです。ましてや，つまらない単語や数式を聞かされても，意味がありません。

　私ごとで恐縮ですが，筆者は高校生のころ，英会話を覚えようと思って，米軍の家族のための極東放送（Far East Network: FEN）を眠りながら聞いていたことがあります。結局，たいした進歩もみられなかったのは，本人の能力に問題があったのかもしれませんが，本当のところは，重要でない情報には注意が向いていないからです。ところで，眠っている間に不思議な出来事がありました。アメリカのケネディ大統領が暗殺されたとの放送が深夜にあったのです。そのときにいったん目覚め，半信半疑でまた眠り込んでしまい，翌朝の新聞でそれが本当であると知りとても驚きました。眠っていてもショッキングなニュースは聞こえているものなのです。その理由を説明してみましょう。

2. 睡眠時の音の聞き分け

眠っている間でも情報は脳まで入っていくのですが，その人にとって重要なことや，奇妙で危険そうな音などが処理され，重要でない情報は捨てられます。たとえば，赤ちゃんがむずかったり，泣いたりすると，お母さんは眠っていても目を覚まします。これがよその赤ちゃんの声だと，目は覚めません (Perrin et al., 1999)。眠っている人に，その人の名前を呼ぶと，脳活動が変化します。何回も続けて呼んだり，大きな声で呼べば，目を覚まします。でも，他の人の名前では脳活動もあまり変化せず，目も覚ましません。これらの刺激は脳の中までは入るのですが，どこかにフィルターがあって，重要か重要でないか，振り分けられています (Colrain & Campbell, 2007)。

テレビを見ていて，いつのまにかいい気持ちに眠ってしまったときには，テレビ番組の内容などはまったくわかりません。しかし，そこで電話が鳴ると目が覚めます。夜行列車に乗っていてガトゴトと揺れる単調な音を聞いていると眠ってしまいますが，列車が駅に停まって，駅名が放送されると目が覚めることがあります。ちゃんと聴（聞）き分けているわけです。あまり重要でない刺激にいちいち目覚めていれば，おちおち眠ってはいられませんし，反対に，目覚めないでいて降りる駅を通過しても困るわけです。

このような現象を実験で確かめたいのならば，次のようにします。暗い部屋に横になってもらい，単純な音を規則正しい間隔で聞かせると，退屈してきて，いつの間にか眠ってしまいます。その状態で，不規則な間隔で，奇妙な音を聞かせます。そうすると奇妙な音が鳴るたびに「これは何だ？」と脳は反応します (Atienza et al., 2001; Cote, 2002)。聞き慣れない物音がするときに「危険が迫っている」と察知できる能力が動物にあります。この能力がヒトにも備わっていると考えてもよいでしょう。

では，本当に危険であることがわ

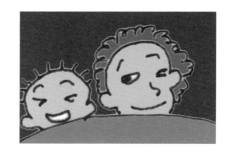

第6章 睡眠と学習と記憶

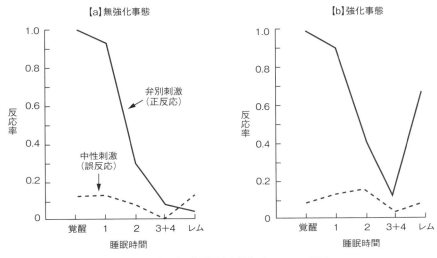

図 6-1　睡眠時の弁別反応と強化（Williams, 1967）

かっている場合，眠っている脳はどのように反応するでしょうか。目覚めているときに，2つの音を聞き分けてどちらかの音が聞こえたら指先でボタンを押してもらう実験では，深く眠ってしまうとボタンを押せなくなります。レム睡眠のときはなおさらです（図 6-1a）。ですから，音が鳴ったら4秒以内に指先でボタンを押さないと，火災警報が鳴ると同時に弱い電気ショックがかかるように訓練します。そうするとしだいに学習効果がでてきます。深く眠っているときには反応できませんが，レム睡眠では指先でボタンを押せるようになります（図 6-1b）。レム睡眠時でも，外界からの音の性質を聞き分け，指先ならば反応もできるということがわかります。あるいは，警報を夢の中に取り込んで本当に火事があったという夢を見ることもあります。

3. 記憶の性質

　さて，記憶とは，体験したこと，学習したことが脳内の神経回路に蓄えられることです。記憶には，体験したことを思い出すエピソード記憶や，形や色，

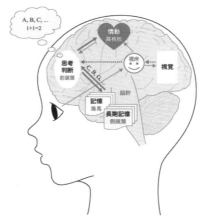

図 6-2　海馬を介した記憶モデル（北浜，2008）

一時的な仮の記憶は前頭葉で一度ストックされ，海馬に送られる。送られない場合，記憶は消滅する。記憶が安定化されないうちに攪乱があると記憶は消失する。海馬はかなりの期間にわたって情報を保持することができる。情動に結びついた記憶は消去が困難である。最終的には，海馬は記憶を側頭葉を中心とする大脳皮質に転送する。数十年以上前の記憶が再生できるのはそのためである（ヒトの扁桃核の実際の位置は腹側で海馬の近傍にある。図 6-5 も参照のこと）。

事物などの名前の記憶，行為などの記憶，読書の記憶，それらを言語化して蓄える意味記憶などがあります。これらの記憶は言葉である程度説明できるので宣言的記憶ともいわれています。自転車や水泳，タイピングなどのくり返しの練習でえられた記憶は言葉では説明できない記憶で運動記憶とか手続き記憶といわれます（図 6-2）。

また記憶の固定化には時間が関係します。無意味な文字の綴りの読み上げやトランプ・ゲームなど，その場限りではかなく消えていく即時記憶や暗算や推理などの作業記憶などの短期記憶があります。また，将来にわたって忘れ得ない長期記憶があります。記憶したことのほんの一部が意識にのぼってきて思い出されるのですが，多くは記憶の倉庫にしまわれていて意識にのぼらないでいます（図 6-3）。たとえば，タンスの引き出しのどこになにが入っているかとか，高校時代の友だちの顔や声などとか，いつもは意識にのぼらない記憶があります。これらの記憶のおかげで人は安心して暮らしていけるのです。これらの記憶が消えてしまうと，あるいは引き出すことができなくなると，自分の人生も消えてしまうような恐怖に襲われることでしょう。

第6章　睡眠と学習と記憶

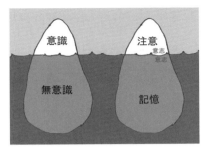

図6-3　フロイトによる記憶モデルとそれに対応する現代の心理学用語
フロイトは無意識は表面にでない精神作用の大部分と考えた。現在では意識や無意識というあいまいな表現をさけて，「現前の事物や欲求，過去の記憶や意志から引き出されるデータに注意をむける」ことを意識化とよんでいる。注意（意識）されなくとも過去や本能的な意志にしたがって考えたり，行動したりすることがある。

4. 記憶の固定化

　こういった記憶は脳内の神経回路にたくわえられると考えられています。つまり，短期記憶は脳内で処理されてもほとんどが痕跡として残りませんが，重要と思われることやくり返し覚え込んだことが長期記憶として，時間はかかりますが神経回路に痕跡としてたくわえられると考えられています。デジタルカメラでは記憶を一時的に蓄えておくバッファという場所があって，画像をメディアに送ってしまうと記憶は消えてしまいます（短期記憶）。画像記憶はメディアからCDやハード・ディスクや印刷機に送られて長期間保存することができます（長期記憶）。画像を見たいときには，印画紙として，あるいはモニター上の画像として見ることができます。

　デジカメの場合，画像処理や記録にかかる時間はほんの一瞬ですが，ヒトの記憶成立には時間がかかります。神経細胞は長い軸索をだして他の神経細胞と神経伝達物質を介して化学的に連絡しています。くり返し刺激が与えられることによって，あるいは強烈な刺激によって，神経細胞どうしの連絡が強固になって回路が完成すると，しっかりとした記憶がつくられます。もちろん，新しく覚えたことでも，以前の記憶に結びついて関連するものとして回路に組み込まれていきます。かつて経験したことに似ていると覚えやすいとか，経験豊かな

人が物覚えがよいことは説明するまでもないでしょう。

　ですから，記憶が固定される間にさまざまなじゃまが入ると記憶がうまく成立しなくなります。泥酔しても電車に乗って家にちゃんと帰り，パジャマに着替えることができますが，翌日何も覚えていないことを経験した人は多いでしょう。試験勉強のあと睡眠薬を飲んで眠ると翌日勉強したことを思い出せないことがあります。これは記憶を固定化する部位の活動がアルコールや睡眠薬で強く抑制されてしまったからです。

　ですから，この記憶固定が速やかに行われると，学習効果も上がります。最近，睡眠が記憶におおいに関与していることが明らかにされてきました。もちろん，学習してからの睡眠の効果です。

5. 学習と睡眠

　図6-4のように，昔から学習した後に眠ると翌日の復習に効果があることがわかっていました。10項目の無意味な綴りを学習してから同じ時間だけ起きていたグループと眠っていたグループでは，後者のほうの再生率がよかったの

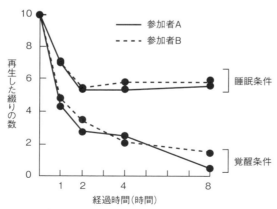

図6-4　睡眠が記憶に及ぼす効果（Jenkins & Dallenback, 1924）
10の無意味綴りを記憶させたあと，1～8時間の保持期間をおき，その間に，再テストを4回実施した。保持期間の間に睡眠をとらせる条件（睡眠条件）と，起こしておく条件（覚醒条件）を比較した。

です（Jenkins & Dallenbach, 1924）。その解釈は，目覚めている間にいろいろな情報がどんどん入ってくるので，せっかく覚えたことが干渉されて，再生率が低下するから，と考えられていました。しかし，最近では睡眠の効果があると言われるようになりました。

　このような言語学習には徐波睡眠とレム睡眠のどちらがより関与しているのでしょうか。一晩の睡眠では前半は徐波睡眠，後半はレム睡眠が優勢です。そこで眠る前に単語のペア24組を覚えてもらい正答率が60％になったところで，眠ってもらい3時間後に起きてもらって，テストすると正答率がさらに30％ほど向上しました（Pliha & Born, 1999）。その間に目覚めていた人々では正答率の改善はわずかでした。このことから徐波睡眠が記憶の改善に関与していることがわかります。さらに覚えにくい単語リストのようなむずかしい問題に挑戦してもらうと，徐波睡眠で現れる紡錘波（12ヘルツの波）が増えていることもわかりました（Schmidt et al., 2006）。

6. 空間記憶と睡眠

　さて，脳の中ではどのようにして記憶がたまっていくのでしょうか。記憶がたまることを記憶の保持といいます。ヒトのように立派な大脳新皮質がなくても簡単な学習ならば記憶するのは金魚もできます。大脳新皮質がない，あるいはあまり発達していない動物では，海馬と扁桃体という発生学的に同じ組織がおもに記憶を保持・管理しています。意味のある体験が記憶されやすいことは，日頃の経験から理解できるでしょう。あまり意味のないことは早く忘れます。カエルが蜂を食べようとしてチクリと刺されたら，カエルは蜂を攻撃しなくなるでしょう。ヒトでは彼女（彼氏）に振られたら，ずっと覚えていますね。これは扁桃体がある体験に対して情動的な意味づけをしてそのまま記憶するか，複雑な体験ならば海馬に記憶させるからです。ヒトやネズミでは海馬がないと最近のことは何も覚えられなくなってしまいます。ただ，過去の古い記憶は残っています。これは古い記憶が新皮質にすでに移されているからです。デジタルカメラのメディア（海馬）からCD（新皮質）に記憶が移されることを想像し

第2部 睡眠の理解

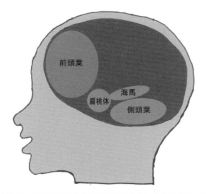

図 6-5　海馬や扁桃体周辺の脳の図（図 9-2 も参照）
計算などの一時的な記憶は前頭葉で処理されるが記憶として残らない。エピソード記憶などは海馬や扁桃体に蓄えられ，その後側頭葉を中心とする大脳新皮質に移行される。意志的に想いだそうとすると，前頭葉が記憶を取り出して，大脳新皮質全体に記憶像を再構成する。夢をみている場合には，脳幹の一部が記憶領域を刺激して大脳皮質全体に記憶像を再構成する。

てみてください（図 6-5）。

　海馬はもともと，動物が自分のいる場所を知るために使われてきました。獲物を捕りに行って巣に戻れなくなると困ります。もちろん，自分の匂いをたどっても戻れるわけですから，嗅覚を担当する脳（嗅脳）と海馬は発生学的に似たもの同士です。海馬には場所を記憶する「場所細胞」といわれる細胞があって，獲物をさがしている場合や迷路を通過するときなどに場所に応じて興奮していくのですが，眠っている間（徐波睡眠）にやはり同じ順番で興奮していくことがラットでの研究でわかりました（Wilson & McNaughton, 1994）。ヒトの場合ですと，海馬に電極を入れることはできませんから，fMRI や PET のような脳イメージングの技術を使って調べた結果があります。テレビ・モニターで立体的な都市空間を見せて，ジョイスティックを使って出発地点から到着地点へと移動してもらいます。そのときに海馬の活動が高くなります。その後，徐波睡眠状態でも海馬が活動を高めていることがわかりました（Peigneux et al., 2004）。眠っている間に空間認知記憶が処理されると考えられます。

7. 運動記憶

ところで，自転車に乗る，自動車の運転，踊りの振り付けというような身体を動かす学習は何度も何度もくり返すことで覚えていきます。このように一度覚えると一生忘れない記憶を運動記憶といいます。ピアノやタイピングも同じです。「ドドソソララソ」と鍵盤をたたくことや，「I am very happy to receive your letter.」などとタイプすることを，くり返し練習することで，少しずつ神経回路が強固になり，この記憶痕跡は一生残るのです。もちろん小脳を中心とするこの回路は言語の回路とは関係がないので，記憶について言葉での説明はできません。「身体で覚える学習」と言ってよいでしょう。

たとえば，パソコンのキーボードの上から2列目の文字配列は1234567890となっています。1に小指，2に薬指，3に中指，4に人差し指を使って，たとえば4-1-3-2-4などとタイプを打つ練習をしてもらいます。この練習を朝10時にしてもらい，12時間後の夜10時にテストを受けてもらうと，成績はあま

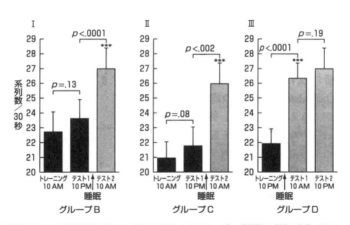

図6-6 睡眠期間または覚醒期間をはさんだ24時間にわたるタッピング課題の成績の変化 (Walker et al., 2002)
グループBとCの参加者は，午前10時に課題を練習し（トレーニング），その後12時間の覚醒期間のあとにテストを行った（テスト1）。指を動かしていた場合（図Ⅰ：グループB），指を動かしていない場合（図Ⅱ：グループC），有意な技能の向上はみられなかった。しかし一晩の睡眠をはさんだ12時間後には，いずれの群も有意に成績が向上していた（テスト2）。一方でグループD（図Ⅲ）では午後10時に課題を練習し，その後12時間の睡眠期間をはさむと，有意に成績は向上した（テスト1）。その後12時間の覚醒期間をはさんでもほとんど向上はみられなかった（テスト2）。

り上がらなかったのですが、その後眠ってもらい、朝10時に再テストすると、成績はぐんとアップしていました。また、夜10時に練習した後に眠ってもらい翌朝10時にテストしても成績は上がっていました。指の運動に関与する神経回路は目覚めているときも眠っているときにも少しずつできあがっていくのですが、眠っている間、それも深くも浅くもない中間くらいの睡眠状態が記憶の成立によい効果が現れることがわかりました（図6-6）。またこの時期にはレム睡眠も多いので、レム睡眠も関与していることが考えられます（Laureys et al., 2001; Peigneux et al., 2003）。

8. 赤ちゃんの学習

　生まれたばかりの乳児ではエピソード記憶を蓄積する海馬も発達していないので、大人になってからふり返ってみて、赤ちゃんのころの体験を思い出せません。そのかわり、小脳を中心とする回路が、さまざまな運動を発達させてくれます。ハイハイから立てるようになり、立てば歩けるようになり、歩けば走れるようになり、手でものをつかみ、ニギニギをよく覚えるようになります。

　乳児では大脳新皮質が完成していません。視床-皮質回路も発達していないので、脳波も大人と同じようではなく、大きな振幅の徐波が発生しないので、睡眠はあまり深くなりません。深い徐波睡眠は視床-皮質回路の発達とともに少しずつ発達してきます。この状態は運動記憶の成立に都合がよさそうです。

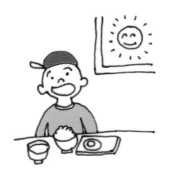

　仔ネコの片方の眼を縫い付けて見えないようにすると、それに対応する視覚皮質の反応性は低下します。そうするとその分だけ反対側の正常な視覚皮質に反応性が移動しますが、眠らないようにすると、移動が起こりません（Frank et al., 2001）。生まれたばかりのネコやマウスを完全な暗黒で飼って、大人になってから睡眠脳波を調べてみると徐波睡眠での振幅が視覚皮質で大幅に

低下しています（Miyamoto et al., 2003）。つまり，脳がうまく発達しないと徐波睡眠も発達しないし，徐波睡眠がないと脳も発達しないのです。ですから，脳の発達に睡眠が必要であることがわかるでしょう。またレム睡眠も関係していることは昔から指摘されています。

　最近の日本では，夜遅くまでゲームやインターネットをしたり，勉強をしたりと睡眠時間を削っている人が増えています。アメリカでの調査ですが，就寝時刻が早くて十分な睡眠をとっている学生のほうが，就寝時刻が遅くて十分な睡眠をとっていない学生より成績がよいことが報告されています。その理由は先ほど説明したように「睡眠と記憶は密接な関係にある」からです。

　学習が効率的に行われるためには，学習したら早く眠るのがよいことはこれらの事実からおわかりでしょう。そして，朝起きたらご飯を必ず食べて，血中の糖分（グルコース）の量をあげて，元気になる必要があります。夜間は絶食時間が長く，朝の光と朝食で時計がリセットされて一日が始まるのです。さらによく噛んで食べると元気の素であるセロトニンが分泌され頭が冴えてきます。反対に血糖値やセロトニン量が低いと脳も身体も元気が出ないで，ぐずぐずして，勉強にも集中できず，人間関係でもトラブルを起こしやすくなります。「早起き，早寝，朝ご飯」は子どもにとって，精神的にも身体的にもよいことはもちろん，記憶にもよいことを知っておいてください。

·········· 文 献 ··········

Atienza, M., Cantero, J. L., & Escera, C. 2001 Auditory information processing during human sleep as revealed by event-related brain potentials. *Clinical Neurophysiology, 112,* 2031-2045.

Colrain, I. M., & Campbell, K. B. 2007 The use of evoked potentials in sleep research. *Sleep Medicine Revews, 11,* 277-293.

Cote, K. A. 2002 Probing awareness during sleep with the auditory odd-ball paradigm. *International Jornal of Psychophysiology, 46,* 227-241.

Frank, M. G., Issa, N. P., & Stryker, M. P. 2001 Sleep enhances plasticity in the developing visual cortex. *Neuron, 30,* 275-287.

Jenkins, J. G., & Dallenbach, K. M. 1924 Obliviscence during sleep and waking. *The American Journal of Psychology, 35,* 605-612.

Laureys, S., Peigneux, P., Phillips, C., Fuchs, S., Degueldre, C., Aerts, J., Del, F. G., Petiau, C., Luxen, A., van der, L. M., Cleeremans, A., Smith, C., & Maquet, P. 2001 Experience-dependent changes

第2部　睡眠の理解

in cerebral functional connectivity during human rapid eye movement sleep. *Neuroscience, 105,* 521-525.

北浜邦夫　2009　精神の物質的基礎‐脳と意識　繁桝算男・丹野義彦（編）心理学の謎を解く　医学出版

神山　潤　2005　子どもを伸ばす「眠り」の力　WAVE出版　p.166.

Miyamoto, H., Katagiri, H., & Hensch, T. 2003 Experience-dependent slow-wave sleep development. *Nature Neuroscience, 6,* 553-554.

Peigneux, P., Laureys, S., Fuchs, S., Collette, F., Perrin, F., Reggers, J., Phillips, C., Degueldre, C., Del, F. G., Aerts, J., Luxen, A., & Maquet, P. 2004 Are spatial memories strengthened in the human hippocampus during slow wave sleep? *Neuron, 44,* 535-545.

Peigneux, P., Laureys, S., Fuchs, S., Destrebecqz, A., Collette, F., Delbeuck, X., Phillips, C., Aerts, J., Del, F. G., Degueldre, C., Luxen, A., Cleeremans, A., & Maquet, P. 2003 Learned material content and acquisition level modulate cerebral reactivation during posttraining rapid-eye-movements sleep. *Neuroimage, 20,* 125-134.

Perrin, F., Garcia-Larrea, L., Mauguiere, F., & Bastuji, H. 1999 A differential brain response to the subject's own name persists during sleep. *Cliical Neurophysiology, 110,* 2153-2164.

Plihal, W., & Born, J. 1999 Effects of early and late nocturnal sleep on priming and spatial memory. *Psychophysiology, 36,* 571-582.

Schmidt, C., Peigneux, P., Muto, V., Schenkel, M., Knoblauch, V., Munch, M., de Quervain, D. J., Wirz-Justice, A., & Cajochen, C. 2006 Encoding difficulty promotes postlearning changes in sleep spindle activity during napping. *The Journal of Neuroscience, 26,* 8976-8982.

Walker, M. P., Brakefield, T., Morgan, A., Hobson, J. A., & Stickgold, R. 2002 Practice with sleep makes perfect: Sleep-dependent motor skill learning. *Neuron, 35,* 205-211.

Williams, H. L. 1967 The problem of defining depth of sleep. In S. S. Kety, E. V. Evarts, & H. L. Williams (Eds.), *Sleep and altered states of consciousness.* Baltimore: Williams & Wilkins. pp.277-287.

Wilson, M. A., & McNaughton, B. L. 1994 Reactivation of hippocampal ensemble memories during sleep. *Science, 265,* 676–679.

第 7 章

生体リズムと睡眠

1. 睡眠を制御する2つのしくみ

毎日の睡眠と覚醒のタイミングを長期間にわたり観察すると，明瞭な24時間のリズム（生体リズム）がみられます。毎日くり返される睡眠は，①恒常性維持機構（ホメオスタシス機構）と②生物時計機構という2つのシステムによって制御されています（図7-1）。通常，恒常性維持機構と生物時計はお互いに協調して睡眠のタイミング，長さ，深さを制御しています。恒常性維持機構は，体内砂時計ともよばれるしくみで覚醒中に蓄積される睡眠物質がある閾値に達すると睡眠がはじまり，睡眠物質が減少し覚醒の閾値に達すると睡眠が終了するというしくみです。睡眠物質の候補としては，深い睡眠時にみられる徐

【時刻に依存した睡眠】
毎日決まった時刻に眠くなる
毎日決まった時刻に起床する

【活動量・覚醒時間に依存した睡眠】
運動した日はいつもより長く寝る
徹夜した翌朝は朝でも眠ってしまう

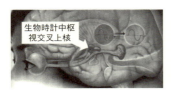

生物時計機構

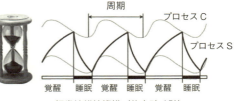

恒常性維持機構（体内砂時計）

図7-1　睡眠を制御する2つのしくみ

波睡眠のパワー値（デルタパワー）や覚醒時間中に脳内で蓄積するプロスタグランジン D_2 やアデノシンが知られています。一方，生物時計は脳深部の視床下部視交叉上核（Suprachiasmatic nucleus: SCN）に中枢が存在し，私たちが意識しなくとも自律的に脳内で約24時間のリズム（サーカディアンリズム，概日リズム）を刻む精巧な時計です。生物時計は，睡眠と覚醒のタイミング（睡眠覚醒リズム）といった行動だけでなく，体温，血圧，ホルモン分泌等の生理機能にも明瞭な概日リズムを発振しています。生物時計を研究対象とする学問領域は，時間生物学（chronobiology）とよばれており，2017年のノーベル医学・生理学賞が生物時計の振動メカニズムを解明した米国の3名の研究者らが受賞したことからもその重要性を知ることができます。最近では，時間生物学から派生した時間栄養学，時間薬理学，時間医学等が注目されています。この章では，睡眠に深く関わる生物時計の基本性質と調節のしくみ，そして，生物時計を考慮した夜間の光環境について解説していきます。

2. 生物時計の重要性

生物時計は，バクテリアからヒトに至るまで地球上に生存するすべての生物に備っている生体システムです。フランスのドゥメラン（Jean-Jacques d'Ortous de Mairan）がオジギソウを用いて行った実験により生物の体内に自

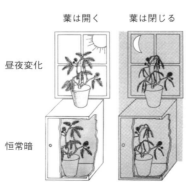

図7-2　オジギソウの葉の開閉運動リズム

第7章　生体リズムと睡眠

律的に振動するしくみ（生物時計）が備わっていることが示されました。ドゥメランは窓際においたオジギソウの葉は太陽が出ている日中に開き，夜には葉が閉じていることを観察しました。そして，ドゥメランは太陽の光が届かない暗所にオジギソウをおいても日中は葉が開き，夜には葉が閉じることを発見しました（図7-2）。生物時計の存在意義は不明ですが，おそらく地球の自転によって生じる24時間周期の環境変化に適応し，生存競争を勝ち抜くために獲得されたものではないかと考えられています。実際に，生物時計の中枢を破壊された動物は自然環境下での生存率が著しく低下することが報告されています。

3. 生物時計が刻む生体リズム

　毎日の睡眠と覚醒のタイミング（睡眠覚醒リズム）や生理機能を長期間にわたって観察すると，明瞭な24時間リズム（生体リズム）がみられます。しかし，昼も夜もわからない，時計などの時刻の手がかりのない恒常環境下（深い洞窟や隔離実験室など）においても生体リズムは持続します（Wever, 1979）。つまり，ヒトの生体リズムは外部環境の周期的変化に生理機能が反応した結果である外因性リズム（マスキング）ではなく，私たちの体内にある時計（生物時計）により発振される内因性リズムなのです。

　生物時計が刻む生体リズムの興味深い点は，睡眠を含めたさまざまな生理機能が時間的に調和され，秩序たてられて睡眠をとるのに最適な体内環境が作り出されている点にあります。たとえば，私たちヒトは昼行性動物に分類されますが，日中の活動期には深部体温，血圧，心拍数が高くなり，夜間になると松果体から睡眠ホルモンともよばれるメラトニンが分泌され，深部の体温が低下し，スムーズな睡眠の導入が促されるのです。そして，睡眠の前半には成長ホルモンが最高値をとり，睡眠の後半に深部の体温は最低値を示します。早朝には血糖値を上昇させる作用をもつ副腎皮質ホルモンであるコルチゾールが分泌されます。早朝のコルチゾール分泌は糖新生を促進し，血糖値を上げることで睡眠中の血糖値低下を予防し，覚醒後の活動にむけての準備を整えます。生物時計は，単に24時間のリズムを発振するだけでなく，外部環境の変化を予測

◀ 75 ▶

第2部　睡眠の理解

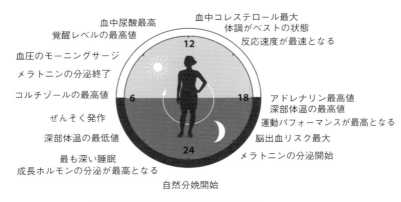

図 7-3　生物時計が刻む 24 時間リズム

し，睡眠と覚醒に合わせてさまざまな生理機能を調整している点にあります（図7-3）。

4. 生物時計の構造

　生物時計は私たちの体内のどこにあるのでしょうか？　私たちヒトを含め哺乳類の生物時計の中枢は，脳内 SCN にあることは先ほど述べましたが，2000年代に入り生物発光技術の発展によって中枢時計である SCN だけでなく SCN 外の脳部位や肝臓，骨格筋といった全身の末梢組織にも生物時計（末梢時計）があることがわかりました。つまり，私たちのからだは時計だらけだったのです。このような，中枢時計と末梢時計からなる生物時計機構を階層性多振動体機構とよんでいます (Reppert & Weaver, 2002)。生物時計が自律的にリズムを刻むメカニズムは，時計遺伝子とよばれる一群の遺伝子の転写と翻訳を介するフィードバックループであることがわかっています。抑制遺伝子（Period 遺伝子，Cryptochrome 遺伝子）の転写促進領域（E-box）に促進遺伝子（Bmal1 遺伝子，Clock 遺伝子）のタンパク質複合体が結合することで抑制遺伝子の mRNA が合成され，タンパク質が合成されます。合成された抑制遺伝子のタンパク質は促進遺伝子のタンパク質に作用して自身の転写促進を抑制します。

第7章　生体リズムと睡眠

この一連の転写と翻訳の1サイクルに要する時間が約24時間の概日リズムの発振源とされています。実際に，時計遺伝子の変異や欠損した動物は，概日リズムの周期，行動，生理機能に異常をきたすことが報告されています。中枢時計であるSCNの役割は，外界の24時間の環境周期にフリーランリズムを24時間周期にリセットすると同時に，神経性あるいは液性の因子を介して全身の末梢時計に時刻情報を伝達することで，行動と生理機能を時間的に統合することにあると考えられています。生物時計機構をオーケストラに例えるならば，中枢時計はオーケストラを構成する演奏者に適切な指示を出す指揮者，末梢時計は指揮者からの情報を手掛かりとして生理機能という音楽を奏でる演奏者ともいえます。

5. 生物時計の基本性質

　生物時計の基本性質は，恒常環境下で独自のリズムを刻むフリーラン（Free-run），フリーラン周期に環境周期に合わせる同調（Entrainment），温度が変化しても周期は一定に維持される温度補償性（Temperature compensation）の3つです。さらに，ヒトの生物時計機構には他の哺乳類にはみられない特徴として生体リズムの内的脱同調現象と光以外の社会的因子に睡眠覚醒リズムが同調する非光同調（部分同調）が報告されています。

1）フリーラン周期

　生物時計のフリーラン周期は，生物種により異なりますが報告されている生物のフリーラン周期の範囲は20〜28時間であり24時間付近の周期を持っています。「なぜ生物時計のフリーラン周期がぴったり24時間ではないのですか？」という質問をよく受けますが，おそらく24時間からずれていることが環境周期の変化（例：季節変動）に生物時計を同調させるうえで都合がよかったのではないかと考えられます。ヒトの生物時計のフリーラン周期が何時間なのかという疑問を最初に検証したのは睡眠研究の父ともよばれる米国のクレイトマン（Nathaniel Kleitman）です。1938年にクレイトマンと彼の研究室

77

第2部　睡眠の理解

の学生であったリチャードソン（Bruce Richardson）はケンタッキー州マンモス洞窟内で1日28時間のリズムで生活することができるのかを検証しました。その結果，リチャードソンは1日28時間のリズムで1週間生活することができましたが，クレイトマンは1日28時間のリズムでは生活することができませんでした。また，1日28時間のリズムで生活した際にさまざまな睡眠障害を体験したと記録されています。当時のクレイトマンは43歳，リチャードソンは23歳でした。クレイトマンはこの洞窟実験から生活リズムを24時間とは異なる周期に合わせることは加齢により困難になるのかもしれない，1日28時間のリズムで生活しようとしても体内には約24時間のリズムが持続しているのではないかと考察しています。クレイトマンの洞窟実験の後，フランスのシファー（Michel Siffre）は1962年〜1972年の間に太陽が届かない自然の洞窟内で長期間（62日〜205日間）生活し，睡眠覚醒，脳波，心電図等を記録しました。その結果，シファーの睡眠覚醒リズムは洞窟生活を開始した最初の1か月間は24時間のリズムを維持していましたが，その後睡眠のタイミングは24時間からずれていき「シファーの中での1日」が18時間から52時間にまで変化したと記録されています。シファーがおこなった洞窟実験の結果は，ヒトの生物時計のしくみを考えるうえで非常に示唆に富む内容でしたが，シファーが経験した洞窟内での現象のメカニズムを検証するための洞窟実験は実施されませんでした。

　西独マックスプランク研究所のアショフ（Jürgen Aschoff）は，1962年にミュンヘン大学医学部の地下にあった防空用手術室を改造して住居型の時間隔離実験室をつくり，さまざまな実験条件下で睡眠覚醒リズム，深部体温，尿中代謝物，時間感覚等を測定しました。現在知られているヒトの生物時計の性質の多くはアショフらによって実施された実験によって明らかにされたといっても過言ではありません。時間隔離実験室を使用した最初のフリーラン実験は，1962年にアショフ自身が被験者となり恒常環境下で睡眠覚醒リズムや深部体温（直腸温）等を9日間測定しました。それまでに計測されたフリーラン周期は24時間より短い周期だったことからアショフ自身も自分のフリーラン周期が24時間より短くなるだろうと予想していましたが，アショフのフリーラン周期は24時間よりも約1時間長い24.7時間でした（Aschoff & Wever, 1962）。アショフは，

第 7 章　生体リズムと睡眠

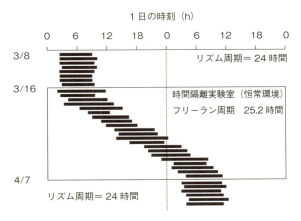

図 7-4　生体リズムのフリーランリズム

147 名のフリーラン周期は 25.0 ± 0.5 時間であると報告しました（Wever, 1979）。国内では北海道大学の本間研一が 1983 年に時間隔離実験施設をつくりアショフらと同様の実験条件でフリーランリズムを測定し，アショフらと同様の結果を報告しました（本間ら，1989）（図 7-4）。また，フリーラン周期には性差があり，女性のほうが男性に比較して周期が短いことを報告しています。アショフらと本間らの実験からは少なくともヨーロッパ人とアジア人の間ではフリーラン周期に民族種差はないことを示唆しています。最近の研究では，アフリカ系アメリカ人（24.1 ± 0.2 時間）（平均 ± 標準誤差）は白人（24.4 ± 0.2 時間）に比較して有意に短い周期を示し，ヒトの生物時計に民族種差が存在することが報告されています（Eastman et al., 2015）。

　ハーバード大学のツァイスラー（Charles Czeisler）らは，アショフらや本間らが用いた被験者自身が睡眠時に照明を消灯する古典的なフリーラン実験法（自己調節法）に対して，被験者を強制的に 20 時間あるいは 28 時間の睡眠覚醒スケジュール下で生活させる強制脱同調法（Forced Desynchrony: FD 法）を考案し，ヒト生物時計のフリーラン周期は平均 24.2 時間であることを報告しています（Czeisler et al., 1999）。FD 法では，睡眠覚醒リズムが概日リズムのすべての位相に対して均等に睡眠時間が分散され，覚醒時の光環境が生物時計に与える影響を相殺することでより正確にフリーラン周期を測定できると考えら

第 2 部　睡眠の理解

れています。また，FD 法では概日リズムの位相を測定する際には，光や運動等によるマスキング効果を排除するため，被験者を安静仰臥位で約 36 時間連続覚醒させるコンスタントルーチン法を実験の前後に実施し，その位相差からフリーラン周期を計算します。FD 法やコンスタントルーチン法は，強制的に変化する睡眠時間帯と覚醒時間帯により，睡眠と覚醒が不十分になる期間があるためマスキングの影響を完全に排除することができない可能性があります。自己調節法と FD 法で測定したフリーラン周期のどちらが正確な周期であるのかという疑問については依然として議論が続いています。FD 法が考案された背景には自己調節法で用いられていた光照度（約 300 lx）が生物時計を後退させることで周期が延長するという問題点を指摘する研究者もいますが，300 ルクスという照度はヒトの生物時計を同調させるには照度が低いことから生物時計の光に対する作用とは異なる機序により生じているのかもしれません。この点については，光の影響を受けない全盲患者のフリーラン周期は，自己調節法では 24.5 時間 (Lund, 1974)，28 時間の FD 法では平均 24.1 時間で視覚が正常な被験者と同様の周期を示すことが報告されています (Klerman et al., 1998)。これらの研究は光環境を一定にした条件下でも自己調節法と FD 法では測定されるフリーラン周期が異なることを想起させる興味深い結果です。後述するヒト生物時計の 2 振動体モデルから考えると自己調節法と FD 法によるフリーラン周期の違いは，①中枢時計である SCN と睡眠覚醒リズムを制御する振動体間の振動体間協調（カップリング），②睡眠覚醒リズムを制御する振動体から SCN へのフィードバック作用の強さによる違いが関与しているかもしれません。いずれにせよ，異なる実験条件（スケジュール，照度，実験日数）で測定されたフリーランリズムを扱う際には注意が必要です。

2）同調因子とリズム同調

　私たちの生物時計は，洞窟実験や時間隔離実験室といった恒常環境下では 24 時間より長いフリーラン周期を示しますが，ふだんは 24 時間の生体リズムを刻んでいます。つまり，ふだんの生活では，24 時間で変動する外部環境の情報によって因子生物時計の周期や位相を調節されていると考えることができます。それでは，外部環境の何が生物時計を調節しているのでしょうか。生物

時計を調節する環境因子を同調因子（Zeitgeber）とよびますが，ヒトを含め多くの生物にとって最も強力な同調因子は，地球の自転によってつくられる24時間周期の明暗サイクル（高照度光）であることが実験的に証明されています。

本間らは，時間隔離実験室内で生体リズムがフリーランしている被験者に人工的に24時間周期の明暗サイクル（8時間高照度光，16時間低照度光）を与えるとフリーランが阻止され人工的な明暗サイクルに同調することを報告しました。当時，ヒトの生物時計は規則正しい生活リズムによって調節されると予測されていましたが，ヒトの生物時計も他の哺乳類と同じく光が主要な同調因子であることがわかりました（Honma et al., 1987）。

生物時計の明暗サイクルに同調するメカニズムは，光パルスに対する位相反応曲線（Phase response curve: PRC）よって説明されています（図7-5）。生体リズムの特定時刻のことを位相とよびます。位相反応曲線を作成するには，恒常環境下で生体リズムがフリーランしている被験者に生体リズムのさまざまな位相で高照度光を照射し，光照射前後での生体リズムの位相変化量を測定します。ヒトの生体リズムでは，生体深部の体温（直腸温）の最低値位相を基準位相とした位相反応曲線が報告されています。図7-5は，時間隔離実験室で生体リズムがフリーランしている被験者に約5000ルクスの高照度光を3時間照

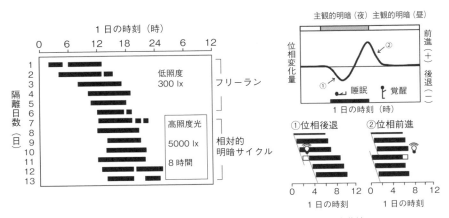

図7-5　生物時計の光同調と高照度光パルスによる位相反応曲線
（左図：Honma et al., 1987より作図。右図：筆者作図）

射して作成した位相反応曲線です (Honma & Honma, 1988; Minors et al., 1991)。位相反応曲線は，横軸に高照度光を照射した時刻，縦軸に位相変化量をプロットしたもので，プラスが位相前進（時計が進む。たとえば，23 時から 22 時への位相変化は 1 時間の位相前進），マイナスが位相後退（時計が遅れる。たとえば，23 時から 0 時への位相変化は 1 時間の位相後退）で示します。興味深いことに，位相反応曲線のカタチは生物種間で共通で，主観的暗期の前半に位相後退相 （phase-delay），主観的暗期の後半から主観的明期の前半に位相前進相 （phase-advance），主観的明期の中間では位相反応が生じない無反応期 （dead zone）がみられます。私たちの生物時計は 24 時間より長いフリーラン周期をもつことから，朝方の太陽光（高照度光）をあびることによって位相前進が生じ，24 時間の昼夜変化に同調すると考えられています。私たちは睡眠中に目を閉じて眠り，朝起床と共に目をあけます。一見すると睡眠中は目を閉じ，起床と共に目を開くという行動はとても当り前にみえますが，生物時計は朝方の光を受容しリズム同調を達成できるよう睡眠と覚醒のタイミングを正確にコントロールしているとも考えられます。

　生物時計の光による位相反応は，光照度と照射時間の積算値によって表されます。光照度が高ければ短時間でも大きな位相反応が生じます。ヒトの生物時計の光同調には数千ルクス数時間の高照度光が必要ですが，晴天時の太陽光は約 100,000 ルクス，曇天時で約 10,000 ルクスと自然光には生物時計の同調に十分な照度があります。天気が悪くとも朝起きたらカーテンを開けて自然光を浴びましょう。生物時計は，光照度だけでなく光の色（光波長，色温度）にも敏感に反応します。生物時計がよく反応する光は，480nm 付近の青白光です。これは生物時計に光情報を伝達する網膜神経節細胞が産生するメラノプシンの最大吸収波長と一致しています。最近話題のブルーライトは，生物時計がよく反応する光波長と近似していることから夜間のブルーライトの使用には注意が必要です。

3）内的脱同調

　内的脱同調（internal desynchronization）は，恒常環境下で生活させた際に睡眠覚醒リズムと深部体温やメラトニンリズムが異なる周期でフリーランする

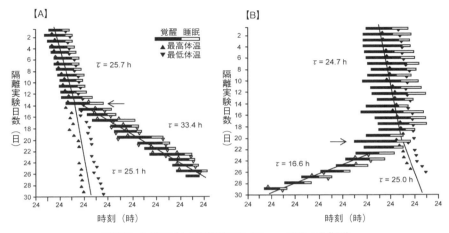

図 7-6　生体リズムの内的脱同調（Wever, 1979 より作図）

現象で，ヒトの生物時計機構にのみに観察される興味深い現象です。この現象は，アショフによって 1965 年に初めて報告されました。内的脱同調が生じると深部体温やメラトニンリズムの周期は約 25 時間を維持しますが，睡眠覚醒リズムは 30 時間以上の長周期（I型）あるいは 20 時間未満の短周期（II型）になります（図7-6）。II型の内的脱同調では，時として睡眠の周期が 1/2 になる場合もあり（32 時間 → 16 時間），これは周期が 1/2 になったのではなく被験者の昼寝が入り込むことで見かけ上 16 時間周期になったのではないかという解釈も可能です。しかし，内的脱同調が生じた被験者では時間感覚が変化することが報告されています。興味深いことは，1 時間の時間感覚は覚醒時間と相関している点にあります。さらに，被験者は内的脱同調が生じた後でも 1 日 3 回の食事をとりますが，食事と食事の間隔は覚醒の長さに正の相関を示しますが，体重には変化がないのです。起きている時間が変化しても体重が変化しないということは，時間感覚だけでなく生体内でのエネルギー代謝も変化している可能性があります。内的脱同調には，睡眠が 2 日に 1 回みられるのに対して深部体温リズムは約 25 時間リズムを示す概 48 時間リズム（サーカビディアンリズム）も報告されています。

　内的脱同調が生じると被験者は，熟睡感の消失，食欲不振，抑うつ的になる

といったさまざまな不調を訴えます。これらの症状は、睡眠覚醒リズムと深部体温リズム間の時間関係が毎日変化するため、日によっては覚醒時に体温の低下やメラトニン分泌が高くなります。内的脱同調が生じたときの睡眠の長さや質（睡眠効率）は、深部体温リズムのどの位相から睡眠をとったかに依存することが報告されています。深部体温の下降期のはじめに開始した睡眠は持続時間が長く、睡眠の質も高い。一方、深部体温の上昇期より開始した睡眠は持続時間が短く、睡眠の質も低い (Zulley et al., 1981; Dijk & Czeisler, 1995)。内的脱同調時の睡眠と深部体温リズムの関係は、日常生活下においても徹夜明けに朝から睡眠をとっても夜間の睡眠と同じ睡眠をとることができないことや寝だめをすることができないことを説明する根拠になっています。

4）ヒト生物時計の2振動体仮説

内的脱同調がみられることからヒトの生物時計が少なくとも2つの異なる生物時計から構成されると考えられ、内的脱同調現象を説明するモデルとしてヒト生物時計の2振動体モデルが提唱されています (Kronauer et al., 1982; Honma et al., 1998)（図7-7）。今までの研究から、2つの生物時計の局在や同調因子が明らかにされつつあります。深部体温やメラトニンリズムを制御する生物時計（振動体Ⅰ）は、約25時間のフリーラン周期をもち、主に高照度光を同調因子とし

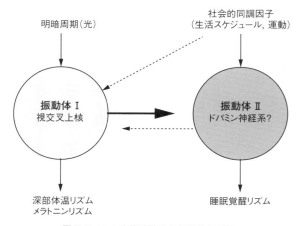

図7-7　ヒト生物時計の2振動体モデル

ており，解剖学的所見からも中枢時計である視床下部視交叉上核に局在すると考えられています。一方，睡眠覚醒リズムを制御する生物時計（振動体Ⅱ）は，30時間以上あるいは20時間未満のフリーラン周期をもち，主に生活スケジュールや運動といった社会的因子を同調因子としており，最近のモデル動物を使用した実験から中脳ドパミン神経系あるいは複数のドパミン神経が協調することにより1つの生物時計として睡眠覚醒リズムを制御する仮説が提唱されています（Natsubori et al., 2014）。

6. 生物時計を考慮した光環境でよい睡眠を

　家電量販店の照明コーナーに行くと種々の照明器具を目にすることができます。最近では，温暖化や消費電力を考慮した照明器具（例．LED照明）が普及しています。私たちの1日の生活環境をふり返ってみると，太陽の自然光よりも人工照明（室内の照明，パソコン，スマートフォンの液晶モニタ等）からの光を浴びながら過ごす時間が長くなっているように思います。人工照明は私たちにとって身近な光環境であり，私たちが夜間も不自由なく活動するために必要不可欠なものです。しかし，光が生物時計や睡眠に関わる生理機能に与える影響を無視した使用法は睡眠の質を低下させ，健康に悪影響を及ぼす可能性があることを忘れてはいけません。就寝時刻の直前までスマートフォンやタブレット端末を使用することは，生物時計を後退させ，生体リズムの乱れを招く危険性があります。また，睡眠ホルモンであるメラトニンは夜間の光によって分泌が抑制され，スムーズな入眠の妨げとなります。2014年に厚生労働省健康局が示した「健康づくりのための睡眠指針2014」のなかでも，寝床に入ってからの携帯電話の使用は就寝後に液晶モニタからの光入力を受けることで覚醒レベルが増加し，その後の睡眠にも悪影響を与えるがあるため注意が必要とされています。生物時計が外部環境の明暗サイクルに同調している条件下では，メラトニンの分泌が開始する就寝時刻の3～4時間前からメラトニン分泌が抑制されないような環境を整えることが重要です。経済産業省機械統計年報による照明器具の国内市場動向に関する調査では節電効率が高いLED器具の

第2部　睡眠の理解

出荷台数が増加傾向にあることが発表されています。LEDの光波長の中心は465nm付近にあり生物時計が最も反応する光波長と近似しています。朝方のLED照明は，生物時計の同調を促す可能性がありますが，夜間のLED照明は生物時計を後退させ，その後の睡眠に悪影響を与えることが懸念されます。夜間には，①目に直接光が照射する天井からの照明を避け，足元灯などの間接照明を利用する，②生物時計への影響の少ない長波長（電球色）の照明を利用する等，生物時計の特性を考慮して就寝前の室内環境を整えることが必要です。

7. おわりに

　生物時計は，地球上にヒトが誕生し現在まで生存競争を勝ち抜く過程で獲得した生体戦略であり，その機能は生活リズムが多様化した現代においても変わることはありません。しかし，私たちが暮らす現代社会では，自然の環境周期と同調している生物時計の支配に逆らって社会生活をおくることを余儀なくされる場合も少なくありません。最近では，社会生活により決められた睡眠時間帯と生物時計により決められた睡眠時間帯とのズレにより慢性的な睡眠不足状態となる社会的時差ボケが心身の健康に悪影響を及ぼすことが報告されています。生物時計と生活リズムの脱同調は，睡眠に影響し，生理機能の恒常性を維持する適応システムの破綻を招くことにつながります。良質な睡眠を得るためには，生物時計のしくみを理解し，生物時計と生活リズムの脱同調を防ぐことが重要です。

·········· **文　献** ··········

Aschoff, J., & Wever, R.　1962　Spontanperiodik des Menschen bei Auschiuss aller Zeitgeber. *Naturwissenschaften, 49,* 337-342.

Czeisler, C. A., Duffy, J. F., Shanahan, T. L., Brown, E. N., Mitchell, J. F., Rimmer, D. W., Ronda, J. M., Silva, E. J., Allan, J. S., Emens, J. S., Dijk, D. J., & Kronauer, R. E.　1999　Stability, precision, and near-24-hour period of the human circadian pacemaker. *Science, 284,* 2177-2181.

Dijk, D. J., & Czeisler, C. A.　1995　Contribution of the circadian pacemaker and the sleep homeostat to sleep propensity, sleep structure, electroencephalographic slow waves and sleep spindle activity in humans. *Journal of Neuroscience, 15*, 3526-3538.

Eastman, C. I., Suh, C., Tomaka, V. A., & Crowley, S. J. 2015 Circadian rhythm phase shifts and endogenous free-running circadian period differ between African-Americans and European-Americans. *Scientific Reports, Feb 11*(5), 8381.

本間研一・本間さと・広重　力　1989　生体リズムの研究　北海道大学図書刊行会

Honma, K., Honma, S., & Wada, T. 1987 Entrainment of human circadian rhythms by artificial bright light cycles. *Experientia, 43*(5), 572-574.

Honma, K., Hashimoto, S., Endo, T., & Honma, S. 1998 Internal desynchronization in the human circadian rhythm. In K. Honma & S. Honma (Eds.), *Circadian clock and entrainment.* Hokkaido University Press. pp.101-113.

Honma, K., & Honma, S. 1988 A human phase-response curve for bright light pulse. *Japanese Society of Psychiatry and Neurology, 42*, 167-168.

Klerman, E. B., Rimmer, D. W., Dijk, D. J., Kronauer, R. E., Rizzo, J. F. 3rd., & Czeisler, C. A. 1998 Nonphotic entrainment of the human circadian pacemaker. *American Journal of Physiology, 274*, R991-R996.

Kronauer, R. E., Czeisler, C. A., Pilato, S. F., Moore-Ede, M. C., & Weitzman, E. D. 1982 Mathematical model of the human circadian system with two interacting oscillators. *American Journal of Physiology, 242*, R3-R17.

Lund, R. 1974 *Circadiane Periodik physiologischer und psychologischer Variablen bei 7 blinden Versuchspersonen mit und ohne Zeitgeber dissertation.* Munich, Technical University of Munich.

Minors, D. S., Waterhouse, J. M., & Wirz-Justice, A. 1991 A human phase-response curve to light. *Neuroscience Letters, 133*, 36-40.

Natsubori, A., Honma, K., Honma, S. 2014 Dual regulation of clock gene Per2 expression in discrete brain areas by the circadian pacemaker and methamphetamine-induced oscillator in rats. *European Journal of Neuroscience, Jan 39*(2), 229-40.

Reppert, S. M., & Weaver, D. R. 2002 Coordination of circadian timing in mammals. *Nature, 418*, 935-941.

Wever, R. A. 1979 *The circadian system of man: Results of experiments under temporal isolation.* New York: Springer-Verlag.

Zulley, J., Wever, R., & Aschoff, J. 1981 The dependence of onset and duration of sleep on the circadian rhythm of rectal temperature. *Pflügers Archiv, 391*, 314-318.

第2部　睡眠の理解

Column 4

「ノンレム睡眠は深い睡眠，レム睡眠は浅い睡眠」って本当？

　睡眠外来で患者さんから，「昨夜は夢ばかり見ていて，眠りが浅かった」ということをよく聞きます。また，インターネットの睡眠記事でも，「ノンレム睡眠は深い睡眠，レム睡眠は浅い睡眠」というくだりもあります。「ノンレム睡眠は深い睡眠，レム睡眠は浅い睡眠」は正しいのでしょうか。

　まず最初に，ノンレム睡眠は睡眠段階1～4まで（最近は1～3段階）あり，睡眠段階1，2は深い睡眠ではないので，「ノンレム睡眠は深い睡眠」という表現は正しくありません。

　つぎに，レム睡眠が浅い睡眠であるという根拠もあいまいです。レム睡眠が浅い睡眠であるという根拠として，「夢を見ているから」というものがあります。レム睡眠中はたしかに頭頂・後頭部の脳は覚醒中と同じ程度まで脳内局所血流量が高まっていることが脳のMRI研究で確かめられていますが，意思決定にかかわる前頭部の血流量は，深い睡眠と同等レベルまで低下していますので，浅い睡眠状態とは言えません。

　音刺激に対するボタン押し反応を調べた研究（第6章の図6-1参照）では，レム睡眠中の反応は深い睡眠程度まで低下していました。したがって，夢を見ているレム睡眠の最中は目が覚めにくいと言えます。この結果は，レム睡眠は必ずしも浅い睡眠とは言えないことを示しています。

　しかし，音刺激に対するボタン押し反応をしない場合には電気刺激が与えられるといった条件下では，レム睡眠中であっても音刺激に反応することもわかっています。たとえば，母親が赤ちゃんの泣き声には睡眠中でもすぐに反応することができるなど。ですから，レム睡眠中は一見深く眠っているようであっても，緊急時には覚醒できるようになっているのです。

【参考文献】
林　光緒　2016　レム睡眠は「浅い眠り」って本当？　睡眠のトリビア2　中外医学社
北浜邦夫　2009　脳と睡眠　朝倉書店

Column 5

眠りとインポテンツ

　男性に限った話で恐縮ですが，朝目が覚めたときに，大事なものが元気になっていることに気がついたことがあるでしょう。俗に「朝マラ」とか「朝立ち」と言います。英語では，朝方の陰茎の勃起現象を「morning erection」と言います。女性も，男性のそれに相当する部位がふくらみます。

　朝方，目が覚めたとき，つまり夢から覚めたときに起きるふつうの生理現象です。実は，一晩に4回ほどあるレム睡眠時には必ず起きている現象なのです。これは赤ちゃんにも老人にもみられます。徐波睡眠時にも起こり得ますが，レム睡眠時ではほぼ確実に引き起こされます。陰茎にリングをつけてはかってみるとレム睡眠時にリングが引っ張られることでそれがわかります [1]。

　これはけっしてエッチな現象ではないのです。性欲とはまったく関係なく，血管や海綿体の機械的膨張にすぎません。性的な夢を見るから勃起する，あるいは勃起するから性的な夢を見るというわけではないのです。もちろん，たまたま，そうなることもあるでしょうが……。勃起を引き起こすには海綿体に血液を流入させる必要があります。レム睡眠状態では，ノルアドレナリンなどの量が低下していて交感神経系が機能を低下させていますし，アセチルコリン神経の機能が増大していて副交感神経系が働いているので，血管も拡張しやすい状態になっています。

　脊髄が損傷して神経が切断されていても機械的刺激を与えることで勃起を引き起こすことができます。しかし，この場合ではレム睡眠に入っても勃起は引き起こされないので，大脳が関与していることが考えられます。視床下部の前のほうに位置する視索前野からの命令が延髄あるいは室傍核を介して脊髄から海綿体へ伝えられるのです。視索前野の内側は目覚めているときの性行動に必要で，外側はレム睡眠時の勃起に関与しています [2]。

　話がむずかしくなりましたが，大脳皮質も関与しています。たとえば，目の前に相手がいなくても性行為を想像することができます。これは大脳新皮質が映像を喚起すると性欲中枢と連動して勃起を引き起こします。そのときに機械的刺激を与えればなお効果的です。反対にストレスや不安，あせりなど心理的な要因があるとき

には，交感神経系が優位に働いてこの連動が機能しません。機械的刺激を与えても勃起しないか，あまり元気になれないかで，性交不能の状態になります。自信を喪失してもプライドが傷ついても状態が悪くなります。つまり，大脳新皮質が性中枢を抑制してしまいますが，これがインポテンツといわれる現象です。

ところが，副交感神経系が優位に働いているレム睡眠状態では脳幹にあるアセチルコリン細胞が視索前野外側部を興奮させて，延髄や室傍核を介して脊髄勃起中枢を駆動すると，海綿体が拡張されます。ですから，レム睡眠時に勃起が認められるのならば，インポテンツは身体的原因にではなく，精神的な原因にあると思われます。

天才といわれるレオナルド・ダ・ヴィンチはこう言っています。「陰茎は自分自身の考えをもっていて，私が起きてくれと頼んでも言うことを聞いてくれず，自分勝手なやつだ。だから人間の思惑などにいっさいとらわれずに，好き勝手に起きたり眠ったりする。だからよく人間が起きているときには眠っていても，人間が眠っているときに起きていたりする。どう考えても，こいつには自分の魂と知恵があるようだ」。

【文献】

[1] Fisher, C., Gorss, J., & Zuch, J. 1965 Cycle of penile erection synchronous dreaming (REM) sleep. Preliminary report. *Archives General Psychiatry, 12*, 29-45.

[2] Hirshkowitz, M., & Schmidt, M. H. 2005 Sleep-related erections: Clinical perspectives and neural mechanisms. *Sleep Medicine Reviews, 9*, 311-329.

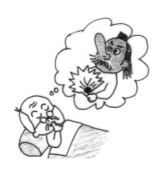

Column 6

アインシュタインと眠り

　アインシュタインは相対性理論で有名ですが，ロング・スリーパーとしても有名でした。他人と比べて相対的に長い睡眠をとるだけではなく10時間以上と絶対的にも長いのです。長時間眠るタイプの人は，短時間睡眠者（ショート・スリーパー）と比べて，どちらかというと，内向的で，人とつきあうよりも，思索にふけっているのが好きなようです。今で言う，「オタク」的人間です。アインシュタインは長く眠らないと翌日は何か頭がボーッとすると言っています。おそらく，ショート・スリーパーのように寝ついたときの眠りが深くならず，必然的に長く眠らざるを得ないのでしょう。そのかわり，眠りが浅くて，また夢を見る時間も長いわけですから，いろいろな考えがわいてきても不思議ではありません。アインシュタインは「私は頭がよいわけではない，しかし，他人よりもより長くその問題につきあっているだけだ」と言っていますから，眠っている間も問題を解決する努力が払われているのです。

　また，エジソンやナポレオンのようなショート・スリーパーは，短い間に効率的に眠るので眠りにつくとすぐにコア睡眠という深い睡眠をとり，短時間に多くのレム睡眠をとります [1]。目覚めているときに具体的にいろいろなアイデアが湧き出てくるタイプです。そして夢の内容はすぐに忘れてしまって，夢に価値観をもたず，または興味ももっていないでしょう。アインシュタインのように宇宙の質量とかエネルギーのような手に取れない抽象的なことがらを考えるには，長く眠りたくさんの夢を見ることが必要なのです。ちなみに湯川秀樹をはじめノーベル賞を受賞した学者たちにはロング・スリーパーが大勢います。いつも何かを考えている人にはヒントとなる夢が出てくることがあり，それが何であるかを理解してこそ大発見があります。

　目覚めていてものごとを考えている間は，その人のものの考え方，読んだ文献，世間の常識などにとらわれています。ふつうは，「これをこうすればこうなるだろう」と推論をしていくわけですが，これらの状況のなかにあってはその人なりの考え方の枠にしばられてしまって，新しい考えは現れてきません。夢の中では，この枠が

はずれてしまいます。夢の中では，論理性が低下しているか，なくなっていて，反対に，考えてもいなかったこと，突飛なことが現れることがあります。そのほとんどが実際には役に立たないものであっても，なかには役に立つものも出てくる可能性があります。これは夢の神様がくれたヒントなのですが，それをどう捕まえるか，が問題なのです。順序よくしっぽをくわえて環状になっている6匹のヘビやE＝mc^2が私たちの夢に出てきても何の意味かもわからないし，何の役にも立ちませんが，それをいつも真剣に考えている人たちには意味があるのです。

　ただ，あまり長く眠る人は，心臓疾患にかかりやすいという統計結果が出ていますので，気をつけてください［2］。

【文献】
［1］福田一彦・犬上　牧・宮下彰夫　1984　長時間睡眠者と短時間睡眠者の睡眠内容の比較　脳波と筋電図，12, 129-136.
［2］Kripke, D. F., Garfinkel, L., Wingard, D. L., Klauber, M. R., & Marler, M. R. 2002 Mortality associated with sleep duration and insomnia. *Archives General Psychiatry, 59*, 131-136.

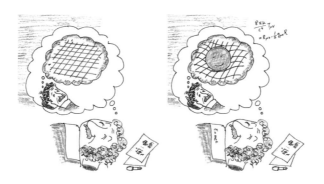

Column 7

弱小サッカー部を強くした「睡眠学」

　友人の琉球大学笹澤吉明先生からお聞きした話です．先生は大学で睡眠研究を行うかたわら，サッカー部の監督も務めておられます．その頃のサッカー部は沖縄の中で毎年最下位争いをする弱小チームでした．最近の大学生の睡眠はほぼ半数が6時間以下の睡眠時間です．深夜のアルバイト等もその原因の1つです．

　そこで笹澤先生は，サッカー部員に早寝・早起きの生活習慣をつけさせるために朝練を取り入れました．朝練といっても，激しい体力トレーニングではなく，学生たちが大好きなフットサルを朝7時半から45分程度楽しむ内容になっていました．大学の講義は8時半からなので，サッカー部員は遅刻するものが一人もいなくなったとのことでした．

　その後，朝練で睡眠・生活習慣の改善を図り，かつ睡眠の重要性を教育したことで，その後は九州大学2部リーグ昇格，同リーグ準優勝，沖縄県天皇杯準優勝などの画期的な成績を収めることができたそうです．

　同じように，私の友人である，高知大学の原田哲夫先生も，夜型サッカー部員に対して睡眠と食事からアプローチする指導を行い，良好な結果を得ています．

　スポーツ選手は激しいトレーニングをすればすべて上手くいくわけでなく，並行して十分な睡眠指導をすることで，競技の安全性や成績が向上するのです．

【参考文献】
笹澤吉明　2016　弱小サッカー部を強くした睡眠教育　睡眠のトリビア2　中外医学社

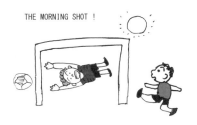

第 **3** 部

睡眠と夢について

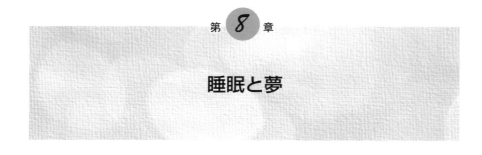

第8章 睡眠と夢

1. 夢と縁起

　初夢はお正月の夜に見る夢です。江戸時代には「一富士，二鷹，三なすび」のように見ると縁起がよいといわれる夢がありました。おそらく徳川家に縁の深い駿河の名物からきているのでしょう。また七福神の乗った宝船の絵に「なかきよの とおのねふりの みなめさめ なみのりふねの おとのよきかな（長き夜の 遠の眠りの 皆目覚め 波乗り船の 音の良きかな）」という回文（上から読んでも下から逆に読んでも同じ音になるように作ってある文句）の歌を書いたものを枕の下に入れて眠るとよい夢が見られるといわれていますが，さてどうでしょうか。チャイコフスキーのバレエ組曲「くるみ割り人形」では，クリスマスにもらった人形が夢に出てきていろいろな冒険をするというのが筋書きです。フロイトは著書『夢判断』で「どんな夢の中にも，前の日の諸体験への結びつきが見いだされる」と述べていますが本当でしょうか。

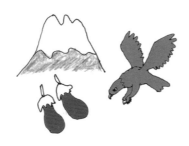

2. 現実と夢との関係

　心にかかること，最近体験したことが必ずしも夢に出てくるとは限りません
が，出てこないわけでもありません。体験や状況が夢に反映される確率が高い
場合があります。それは電極をつけたまま眠ってもらう実験（睡眠ポリグラ
フ検査，第9章参照）で明らかとなりました。直接に実験状況そのものが出て
くる場合が30％ほど，変形されて出てくる場合が30％ほどで無関係な場合が
40％と報告されています。これほどではなくても直接・間接反映がおのおの
10％あるという結果があります。この場合，眠っていても実験に対する不安や
興味があって，夢にその内容が反映されると思われます。少年鑑別所に収容さ
れている少年の場合，家庭不和の不満やこれからの審判を待つ不安も強く，悪
夢を見がちです。とくに彼らの夢には就寝前に親が話していた会話の内容が反
映されることが多いと言われています （石原，1991）。

　フロイトによると，「夢はその任務を十分果たすことができないために生ま
れる」と述べています。たとえば，同性に片思いしてしまったが，その相手が
突然起き上がって自分の首を絞めに来るという悪夢の場合，夢は願望を満たす
はずのものなのに，苦しみが非常に強い場合，願望と良心（検閲）との闘争が
認められ，良心が負けると苦痛が感じられる。つまり，「抑圧がうまくいかなかっ
たから」と説明しています（Freud, 1900）。では，以下のような夢の場合どうでしょ
うか。

　たとえば，グラベールという修道士は，ひょろ長い首，痩せた顔，逆立った
髪の毛，イヌのような歯，とんがった頭をした見るもおそろしい怪物が現れ
て「いいのかい，おまえさん，いつまでもこんなところに寝ていて」と言われ，
礼拝堂へ走り，今までの怠慢を後悔し懺悔する夢を見た，ということです （澁澤，
2000）。たしかにこじつけようとすれば「日頃の怠慢さを良心が責めた」などと，
解釈できるかもしれませんが，何の根拠もありません。

3. 怖い夢と金縛り

　筆者の夢ですが，おどろおどろしい格好で幽霊が現れて，何か呪いのような言葉を吐く。そうすると，身体が凍りついたように動けなくなる。冷や汗も出てくる。ある寺の墓地が掘り返されました。目の前にあるのは，無惨な死体，はみでた内臓，人骨の山，恨みのこもった言葉の羅列，やっとのことで目覚めてみると，そこはまだ夢の世界で，亡者どもが私を執拗に追いかけてくるのです。「夢中夢」なのでした。

　昔の人々は，このような夢を見て，霊界を想像し，何かの祟りと考え，呪縛をといてもらうために，祈祷師のもとを訪れ，お祓いを頼んでいました。現在でも，このような怖い夢を見れば，幽霊が本当に存在すると信じ込んでしまう人々が多いのです。

　多くの人が経験しているのが，眠りぎわの悪夢です。自分はまだ眠ってはいない。寝室の扉が開いて，だれかが入ってくる。そして，自分の胸の上に，身体の上にのしかかってくる。完全に押さえ込まれたので，身動きができないし，息も苦しくなってくる。泥棒なのか，強盗なのか，強姦されるのか……。逃げたいのはやまやまなのだが，どうしようにもない。助けを呼ぼうにも声がでない。金縛りの状態。そしてやっとのことで目が覚める。

　金縛りは世界中で多くの人々が経験している夢で，西インドではコクマ，カナダでは鬼婆などとよばれています。西洋では，金縛りは淫猥な「夢魔」に

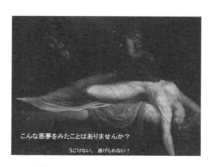

図 8-1　フューゼリの描いた絵

よって引き起こされ，オスの夢魔「インクブス」（英語でインキュバス）は女を，メスの夢魔スクブス（英語でサッカバス）は男を襲うと考えられています。この情景を 1781 年，絵（図 8-1）に描いたのが，スイス人の画家フューゼリで，眠っている若い女の腹の上に「インクブス」がのしかかり，胸苦しくさせ，怖い夢を見させています。左横には闇夜をかけめぐる黒馬がのぞきこんでいます。両者とも本来醜いのですが，夢の中では理想の女か男として現れ，男には夢精を，女には妊娠をさせると伝えられています。それなら，よい夢も見させてくれるわけですが，それにだまされてはいけません。

　まだ目が覚めていて意識もしっかりしているつもりなのに，すでに脳は夢を見ている，夢の中で自分が目覚めていると思っていて夢を見ているとは思わないから，自分の意志が働かないので恐怖におびえてしまうわけです。このとき，すでにレム睡眠状態になっているのです。眠りについてすぐにレム睡眠状態に入るこの状態を，入眠期レム睡眠（Sleep Onset REM：SOREM）とよんでいます。

　金縛りは主として 14 〜 20 歳くらいの若い年齢層にみられます。徹夜のあととか，ご飯をお腹いっぱい食べた後とか，マスターベーションの後に，そして，とくに疲労がたまっていたり，不安があったりしたとき，生活習慣が不規則，とりわけ入眠の時間が不規則だったりする場合に現れやすいのです（図 8-2）。

　金縛り体験の多い人に被験者になってもらい，不規則な間隔でレム睡眠

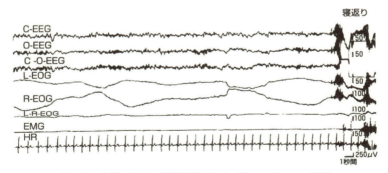

図 8-2　金縛りの最中の睡眠ポリグラム（Takeuchi et al., 1992）
脳波（EEG），眼電図（EOG），筋電図（EMG）と心電図（HR）を示している。記録最後部分のノイズは，実験参加者が寝返りをうったために筋電図が混入したことを示している。

第3部　睡眠と夢について

をとらせないようにすると，実験的に金縛り状態を誘発することができます（Takeuchi et al., 1992）。とくに不安や疲労があって，情動が不安定なときに，金縛りが現れやすいことがわかってきました。反対に考えてみると，金縛りを避けるには，不安をなくして情動を安定させること，あまり疲労しないこと，生活習慣を不規則にしないことが大切なことがわかります。また年齢とともに金縛りの頻度は減少していくので安心してください。

4. 病的レベルの悪夢

　金縛りが病的に現れる場合があります。それは2,000人に1人の割合で起きるナルコレプシーという病気で，笑ったり，怒ったりの強い情動で，全身から力が抜けて崩れ落ちたり倒れたりします（情動性脱力発作）。やはり，夢を見ているのに目が覚めていると思ってしまって，意志が自由にならないので，恐怖に襲われます。ナルコレプシーの原因は解明されつつあり（第5章参照），また治療も進んでいるので，精神神経科や睡眠外来に相談してください。

　以上のように夜中に怖い夢を見て，現実と思いこんで，足がすくみ，腰も抜けて，逃げ出すこともできないことはよく体験することですが，毎日のように悪夢におそわれている人々がいます。現実に怖い，あるいはつらい体験，たとえば，戦争で人を殺した，強姦された，交通事故で悲惨な目にあった，事故で地下に閉じこめられた，そういった体験をした人々です。目覚めているときも，フラッシュバックといって，そのときの光景がありありと，まざまざと現れて，非常に苦しい精神状態に追い込まれます。夜は寝付きも悪く，熟眠できません。そして，やっと眠り込んだと思うと，今度はあの恐ろしい光景が夢に現れてきます。

　このような患者は，いつも緊張していて，交感神経系が興奮しています。交感神経系ではアドレナリンやノルアドレナリンが作用しています。常にノルアドレナリンが多い状態ですから，覚醒状態が維持され，興奮しているので，入眠は困難です。またノルアドレナリンは情動の座ともいうべき扁桃体の活動を高めます。

5. 扁桃体の働き

　扁桃体は，扁桃つまりアーモンドの実のような形をした脳内の神経細胞集団です。扁桃体の役目は，恐怖をともなった記憶をたくわえておいて，以前体験したような状況で，過去を思い出させてくれます。本能的に怖いと思うものに近づかないようにしてくれます。たとえば，サルの子どもは，本能的にヘビが嫌いですから，近づかないようにします。もし扁桃体をとってしまったら，どうなるでしょう。サルの子どもはヘビをさわるようになるのです。恐怖を感じないからです。また過去のいやな体験にも何も感じなくなります。たとえば，さわると電気ショックがかかるようなものに一度さわれば，二度とさわらないのに，扁桃体がないと，何度でも平気でさわって痛い思いをします。扁桃体があるからこそ，本能的に怖いものから遠ざかり，また以前の失敗をくり返さないですむわけで，身を守ってくれる大切な神経なのです。そして，この情動反応は前頭葉によってコントロールされています（図8-3a，図8-3b 左）。

　ところが，あまりの恐怖で，扁桃体の活動が上がりすぎると，恐怖が消えなくなります（図8-3b 右）。眠れば扁桃体の活動は下がりますが，それがレム睡

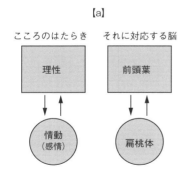
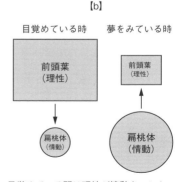

図8-3　前頭葉と扁桃体の働きの模式図

第3部　睡眠と夢について

眠に入ると覚醒していたときよりも活動が高まってきます。このとき前頭葉の傾きは低下していて，情動反応を抑えることができません。扁桃体は過去のいやな恐怖体験を取り出してきて，悪夢をもたらすのです。これが何度でもくり返されるのです（図8-3b 右）。

　この状態から抜け出すには，扁桃体の活動を下げてあげればよいので，たとえば，抗不安薬を服用することも1つの手段です。抗不安薬は脳内にあるGABAという抑制性の物質と似た作用をもっていて扁桃体の活動を抑えます（Kajimura et al., 2004）。最近の薬物は呼吸停止などの生命の危険性はなく，自殺もできません。しかし，薬物である以上，薬効の減弱，増量，依存，休薬時の苦痛などがあることを覚えておいてください。

6. 悪夢に悩まないために

　薬にたよらず悪夢から逃げ出すのには，不安を取り除くことが必要です。一度つくられた恐怖体験は脳から消すのがなかなかむずかしいので，時間がかかります。恐怖体験に少し似たイメージを見るか，あるいは自分でつくり出して，「それは過去にあったことだけれども，現在は何の問題もないし，特別な意味はない」，と納得してもらう方法で治療します。これを認知行動療法といいます。具体的にはまず過去の体験とは異なるけれどもどこか共通点のあるような映像に慣れてもらい，過去の体験の映像に少しずつ近づいていって，恐怖を恐怖と感じなくなるまで訓練していくのです。高いところから飛び降りるのに，低いところから飛び降りる練習をしていくのと似ています。不安を取り除くには，精神的に安定した状態をつくることで，家族や友人に，あるいは宗教にお任せすることも1つの方法です。ただし，お金だけ取り上げたり，他の人に迷惑をかけたりする宗教はおすすめしません。

　不安が減ると，悪夢が減っていきます。これは夢の中でも昼間訓練した認知活動が少しずつ効果を上げているからです。夢の中では，恐怖の光景が現実と感じられるし，自分の意志がきかないので，目覚めているときよりもさらに怖い思いをします。こんなときに備えて「これは夢ではないか」と考える訓練を

目覚めているときにしておくとよいのです．死んだ人が夢に出てきたときに，ふつうは何も考えずに，話したり，食事をしたりします．でも，時々，「おかしいぞ，この人は死んでいるのに，こうして目の前にいる」と思ったことはありませんか．これは脳が少し目覚めて，夢の内容を批判できるようになったからです．科学的に言うと，前頭葉の判断能力が回復してきているのです．もう少し，前頭葉が目覚めてくると，「これは夢なんだ」と考えることができます（北浜，2016）．このような夢を「明晰夢」とよんでいます（LaBerge, 1985）．

19世紀にエルヴェ・サン・ドニという夢の研究家がいました．ある日，散歩の途中で教会の外壁に飾られている悪魔の彫刻を見ました．その夜，悪魔に追いかけられる夢を見ました．逃げても逃げても追いかけてきます．城の中の扉という扉を開け，閉めて逃げてもしつこく追ってきます．悪魔にとうとう壁際まで追いつめられてしまいました．そのときふっと「これは夢なんだ」と思ったのです．「だから，悪魔など消えてしまえ」と叫んだところ，悪魔はかき消すようにいなくなってしまいました（Hervé de St-Denys, 1867）．

悪夢に悩んでいる人は，幽霊や悪魔，殺人鬼などが出てきたときに，おまじないや神仏に助けてもらうことを，眠る前に念じておくのもよいでしょう．たとえば，「南無阿弥陀仏」とか「南無妙法蓮華経」とか「アーメン」などとお祈りをしてもよいのです．奈良の法隆寺に「夢違い観音」とよばれる小さな仏像があります．昔の人々は悪夢に悩まされるとこの仏さまに救ってもらいにお祈りに行ったのです．そのご利益は，まず神仏に身を託すことで不安が減ること，つまり扁桃体を興奮させなくなることです．また，念じることで，夢の中での意志をわずかでも実行できるからだと考えられます．

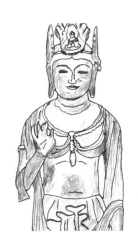

筆者は青春時代に睡眠研究をしていて，夜起きて昼間眠っている生活を長らくしていました．徹夜のあとすぐにレム睡眠が現れてひどい金縛りになることがたびたびでした．そのころは生活も収入も不安定なあげくに徹夜の多い不規則な生活で不安がいっぱいだったからでしょう．ある人に教えてもらっ

第3部　睡眠と夢について

て「夢違い観音」にお参りに行きました。北陸を旅したあとのことでしたから，髪も髭も伸び放題で乞食とまちがえられそうな格好でした。手を合わせてお願いしていると，高校生くらいの女の子が，うしろから肩をたたいて，お守りをくれたのです。それからその子はふっと消えてしまったような気がします。その後，睡眠研究のためフランスに留学する試験を受けたときにもそのお守りに助けてもらいました。審査員にフランス語でこの不思議な話をしたら，興味をもってくださって，合格となり，それ以来40年もフランスで睡眠と夢の研究を続けることができました。そのお守りは今でも大切に持っています。

·········· 文　献 ··········

Freud, S.　1900　*Die Traumdeutung.* 高橋義孝（訳）1968　夢判断　人文書院

Hervé de St-Denys, L.　1867　*Les rêves et les moyens de les diriger.* Tchou.

石原　努　1991　睡眠と夢　朱鷺書房

Kajimura, N., Nishikawa, M., Uchiyama, M., Kato, M., Watanabe, T., Nakajima, T., Hori, T., Nakabayashi, T., Sekimoto, M., Ogawa, K., Takano, H., Imabayashi, E., Hiroki, M., Onishi, T., Uema, T., Takayama, Y., Matsuda, H., Okawa, M., & Takahashi, K.　2004　Deactivation by benzodiazepine of the basal forebrain and amygdala in normal humans during sleep: A placebo-controlled [^{15}O] H$_2$O PET study. *Tne American Journal of Psychiatry, 161,* 748-751.

北浜邦夫　2016　夢　新曜社

LaBerge, S.　1985　*Lucid Dreaming: The power of being aware and awake in your dreams.* New York: StMartins Press. 大林正博（訳）1998　明晰夢　春秋社

澁澤龍彦　2000　夢のかたち：言葉の標本函　河出書房新社

Takeuchi, T., Miyasita, A., Sasaki, Y., Inugami, M., & Fukuda, K.　1992　Isolated sleep paralysis elicited by sleep interruption. *Sleep, 15,* 217-225.

第 **9** 章

夢を見る脳内メカニズム

1. 目を閉じていても夢が見える

　夢とは不思議なものです。夜布団やベッドに入って眠っているのに，何かが見えたり，聞こえたり，走ったり，泳いだり，死んだ人に出会ったりします。そして朝がきて目覚めてみると，自分はあいかわらず布団やベッドに横たわっているにすぎません。こうして目覚めているときと，夢を見ているときと，どちらが本当の自分あるいは人生なのだろうかと考える人が昔から大勢いました。たとえば，正岡子規は「鶏が一声鳴いて，一夜の夢が醒めた心地がするけれども，夢が醒めたのか，または夢が始まったのを知ることはできない」と述べています。

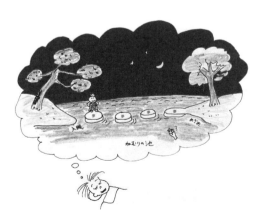

105

一言で説明すると，夢とは一時的に引き起こされる脳の部分的な覚醒なのです。その説明の前に，目を閉じていてもなぜ見えたり，眠っていてもなぜ聞こえたりするのかについてお話しておこうと思います。目覚めていて，目を閉じて，何かを想像しても，あいまいな映像が現れてくるにすぎません。音楽もなんとなく聞こえてくるような感じです。人の話もイヌの吠える声も実際に聞こえるわけではありません。目覚めている間に，リアルに見えたり，聞こえたりすると，生きていくうえで非常に困ることになります。ぼんやりでちょうどよいのです。

目覚めているときには，脳全体が働いています。何かが目に見えるということは，外界の物体が目の前にあれば，レンズを通して網膜に像がうつり，その情報は視神経をとおって視床という小さなコンピュータに移されます。ここから，視覚に関係する大脳皮質（第一次視覚皮質）に情報が送られます。食べ物が一度消化されて分解されてから，自分の肉体になるように，映像情報も一度分解されてから自分なりに合成されて，見えてくるのです。たとえば，映像が色やかたち，運動などの要素に分解されると，要素はそれぞれの持ち場の皮質で分析されます。そのあと，いくつかのより複雑な処理をする皮質（高次視覚皮質）に要素が運ばれていくうちに，ふたたび合成されて，音声や感触などと

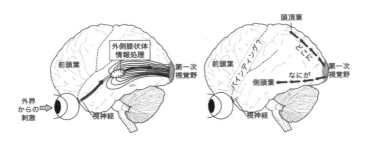

図 9-1　レンズ→網膜→視神経→視床→大脳皮質…の経路図（北浜，2000）

外界からの光景が網膜に映ると，その光刺激は視細胞に感受され，視神経を経て，視床の一部である外側膝状体（lateral geniculate body）に到達する。右のように，ここで簡単に情報処理がなされてから，後頭葉の視覚野に投射され，像は一度バラバラに分解されて，いろいろな領域で分析されて，また統合されて知覚が成立する。動いている物体を見たとき，その物体が「なにが」については情報は腹側に前進して視覚野から側頭葉に向かう経路で，運動についての情報「どこに」は頭頂葉に向かう経路で処理され，脳のどこかで統合（バインディング）される。これを下からの処理，ボトム・アップ処理という。夢の場合はその逆の流れが生じ，脳内に蓄積されている情報の一部が再現される（トップ・ダウン処理）。

結びつけられて，ものが見えたり，聞こえたりするようになります（図9-1）。視覚皮質のどこかが壊れた人は，色がわからなくなったり，空間がわからなくなります。

　では，目を閉じてみましょう。今まで見えていた景色を思い出そうとしても，そのとおりには情景が浮かんできません。数少ないながら，見たとおりの（直観）像を思い浮かべることができる人がいますが，ふつうはそうはいきません。「思い出そう」と意志を働かせるとき，前頭葉が活動します。しかし，「思い出そう」としても見えたとおりの景色が浮かんでこないのは，外界からの情報が入ってこないからあたりまえなのですが，景色や物体がリアルに見えないようなしくみがあるから，ぼんやりとしか見えないのです。

2. 入眠時心像

　その証拠に，うとうと眠くなってくると，なにやら，多くの人々が歩いていたり，赤い夕日が見えたり，人の声が聞こえてきたりします。このような幻覚を，昔は入眠時幻覚とよんでいましたが，今では入眠時心像とよんでいます（堀，2008）。幻覚ではなく心像とよぶのは，入眠時のイメージは病的な幻覚ではなく，健康な人でも見ることができるからです。

　眠る瞬間は死ぬ瞬間と同じように，意識することはできません。しかし，眠くなってくると考えが混乱してきて，たとえば簡単な計算もできないことを自覚できるときがあります。入眠時心像を見ているときにはまだ半分目覚めていて，「何かが見えたり，聞こえたりしている，おもしろいなあ」と短い間でも楽しむことができるときがあります。それは幾何学的な模様だったりしますが，筆者の場合は，大勢の人々がこちらに向かって歩いてくるとか，海に赤々と太陽が沈もうとしている，などの情景が見えたことがあります。このとき，自分が半分目覚めているという自覚があります，つまり自覚を担当している前頭葉が少しは機能しているのです。その後，ふつうはそのまま寝入ってしまいます。ですから，たいがいの場合，思い出すことは少ないのです。

　うとうと眠くなってくる状態は，脳がまだ深くは眠っていない状態ですが，

このときには,考える力もなくなり「思い出そう」という意欲もなくなります。ましてや「何かを見よう」という意志の力は消えていて,ただただ,脳の中に現れてくるものを受け身に見ているのにすぎません。とりとめないけれど,過去に見たことのあるようなものが見えるので,心像は記憶から引き出されてきたのでしょう。記憶にしまわれている情景そのものではなく,記憶部位から情報が引き出されてきて合成されて視覚皮質で情景がつくり出されていると考えられます。

3. 夢とレム睡眠

前章で説明したように,眠りが深くなってきて,だいたい90分くらい経つと,不思議な現象が現れてきます。眼球がきょろきょろと動きはじめ,筋肉の力が抜けたりします。脳活動もちょうど眠りばなの状態に近くなっています。このときに,眠っている人を起こすと,「はっきりとした夢を見ていました」と報告します (Aserinsky & Kleitman, 1953)。生まれてからこのかた,一度も夢を見たことがない,という人でも,「夢を見ていた」と答えるのです。起こさないで眠ったままにしておくと,夢はまもなく忘れられてしまうのです。

この現象は1954年にアメリカで発表されました。睡眠中に眼球がすばやく動くことから,この状態を急速な(Rapid)眼球の(Eye)運動を(Movement)

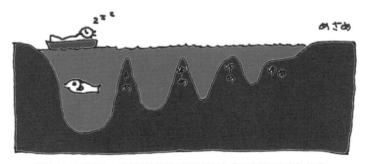

ポリソムノグラフィの実験結果例:深い眠りと夢は交互にあらわれる

ともなう睡眠（Sleep），これらの頭文字をとって，REMS（レム睡眠）とアメリカではよぶことにしました。ヨーロッパでは眠っているのに目が覚めたような不思議な状態なので逆説睡眠とよんでいます。

　これ以降，夢の研究が客観的に科学的にできるようになりました。脳は活発な電気活動をしている神経細胞のかたまりですから，脳をおおっている頭蓋骨や皮膚の表面から電気活動を記録することができます（第4章参照）。筋肉も動けば，筋細胞から電気活動を記録することができます。眼球運動も同じように記録できます。心拍や呼吸回数もわかります。このような記録を一度にできる機械をポリグラフといいますが，とくに睡眠を研究するときのポリグラフ検査をポリソムノグラフィといっています。このポリソムノグラフィを使って一晩の睡眠を研究してみると，夢を見ている回数はだいたい4回ということがわかりました。ちょうど，眠りの池に浅瀬や小さな島が4つある感じです（第4章の図4-2参照）。

4. 再度，夢が見える理由

　なぜ，夢を見ているときには，目を閉じていてもはっきりとした映像が見えるのでしょう。想像するよりも，入眠時心像よりも，くっきりとしています。実はてんかんの患者が発作を起こすと，はっきりとした映像を見ることが知られています。てんかんは脳のある部位の電気活動の異常な興奮によって，引き起こされます。ですから，この興奮部位を切除すると発作はおさまります。この部位を特定するのには，弱い電流で刺激して，同じ発作が出るところを探せばよいのです。

　目覚めている患者の頭蓋骨の一部を開いて，脳の表面を電流で刺激しているうちに，いろいろなことがわかりました。たとえば，視覚皮質を刺激すれば映像を見ることが，聴覚皮質ならば音声を聞くことが患者から報告されました。側頭葉を刺激すると，もっと複雑な過去の出来事が夢のように見えたのです（Penfield & Perot, 1963）。つまり，夢の場合も，脳内のどこかかが，脳内のさまざまな部位を刺激しているのだろうと考えられています。とくに視覚皮質は強く

◀109▶

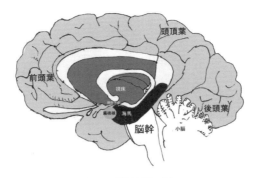

図 9-2　脳幹周辺の図

刺激されます。

　その発信源は，生命の維持に必要な脳幹にあります。脳幹は，脳と脊髄の間にあって，中脳と橋と延髄で構成されています（図 9-2）。中脳と橋にある細胞が興奮して，大脳皮質のさまざまな部位を持続的にあるいは間歇的に刺激していることがわかりました（Jouvet, 1966, 1992; Koyama & Sakai, 2000）。これらの細胞は，レム睡眠のときにしか働かないものがあります。

5. 夢の内容と前頭葉

　夢の内容は，ふつうはつじつまの合わない，不合理な荒唐無稽なものが多いのですが，その理由は，この大脳皮質への間歇的な強い刺激によるものと考えられます。強い刺激が過去の記憶を引き出してきて映像化します。しかしすぐに次の刺激が別の記憶を引き出してきますから，異なったストーリーが次々と連続していき，そのため連想でストーリーがつながれていきます（Okuma, 1992）。しかし，前頭葉の活動が低下しているので（Braun et al., 1997），意志が働かず，好きな夢やストーリーをつくり出すことはできません。話の筋道を立てる，また論理性を整える前頭葉の働きが低下していますから，つじつまが合わなくても，奇妙でも，ストーリーをそのまま認めてしまいます。つまり，夢は受け身であって，ふつう，こちらから働きかけることはできません。

第9章　夢を見る脳内メカニズム

　それでも本書103ページのように前頭葉の働きがある程度高まっている場合には，内容に対して批判ができます。死んだ人が出てきても，ふつうは何とも思わないのですが，「この人は死んだはずなのに目の前にいる，何かおかしいな」と思うときが，そうです。「目の前にあったものが，いつのまにかなくなっている，こんなはずではないのに，おかしいぞ」，というときも同じです。前頭葉の働きがさらに高まってくるときのことは後でお話します。

　夢は過去の記憶から引き出されてくる，と説明しましたが，実際は過去の記憶どおりのストーリーにならないことは皆さんもよくご経験のことでしょう。経験したことのないことも夢に出てきます。自分がだれかを殺し，見つかるとまずいので，始末をしたいのだが，なかなかそれができない，といったあり得ない話もその例です。

6. 夢と想像

　夢は一種の想像といえます。覚醒時に想像できないものは，夢の中でも想像が困難です。夢の内容は見たり，聞いたりすることがもっとも多く，「夢ではつねっても痛くない」と言われますが，実は痛覚だけではなく，触覚，温度感覚も経験されます。筆者はこの前，けむくじゃらで柔らかく暖かい愛犬の身体をさすっている夢を見ました。反対に，なかなか経験できないのが，味覚と嗅覚の夢です。美味しそうな食べ物が目の前にあっても食べられない，食べることができても味がわからない，きれいな花が咲いているけれど匂わない，汚い排泄物がトイレに充満していても臭くない，などです。味覚と嗅覚は覚醒中でもなかなか想像できない感覚です。

　想像は脳の中で行われます。見たり，聞いたりする想像はそれぞれの担当の皮質，つまり視覚皮質や聴覚皮質で行われています。夢でものが見える，ということは夢でも視覚皮質が働いている，ということになります。脳梗塞で視覚皮質の一部（視覚連合野）が働かなくなった患者の場合，覚醒時に身近なことや肉親の顔を思い浮かべることができないことがわかりました。夢でも同じです。脳梗塞を発症する前には多くの夢を見ていた人でも，発症後は夢で映像が

◀111▶

第3部　睡眠と夢について

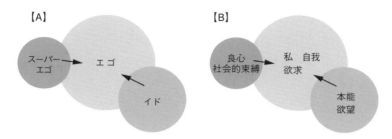

図9-3　フロイトのスーパーエゴの概念図（A）とそれに対応する現代の心理学用語（B）
フロイトはエゴがイド（本能的欲求）によって影響を受けるが，さらにスーパーエゴによって検閲されると考えた。現在では自我の欲求は本能や欲望によって影響されるが，後天的につくられた良心や社会的束縛によっても支配されると考えられている。

出てこなくなったのです (Solms, 1997)。

　先ほどの殺人の想像は，意志をつかさどる前頭葉が視覚皮質をはじめとしてさまざまな部位に命令を出して成立します。新聞や映画での他人の経験の記憶も動員されるでしょう。夢を見ているときに，脳幹からの強い刺激が同じ部位を刺激すれば，同じような想像が成立します。前頭葉はその行為をとめることはできません。意志が働かないのです。その代わり，「反社会的なことをした」意識が現れてくれば，「死体をどこかに隠さなければ」と思うのです。これが，フロイトの言う「スーパーエゴ（超自我）」です（図9-3）。しかし，なかなかよい方法が見つからないのは前頭葉が適切な処理能力を失っているからです。

7. 夢を見ているときの眼球運動

　夢を見ているときの特徴の1つは，先ほどお話した急速な眼球運動です。ほとんどの場合，眼球はすばやく左右に動きます。これをサッケードとよびます。脳幹にある外転神経が刺激されるためです。急速な眼球運動の頻度が高いほど夢の内容が豊かではっきりしているので夢の映像と関係が深いといえます。レム睡眠が発見された当時，規則正しく左右に動いたので，起こして尋ねると，「ピンポンの試合で球の行方を追っていた」という報告がありました（図9-4）。そ

第9章 夢を見る脳内メカニズム

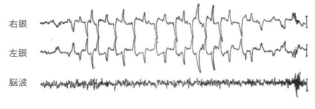

図 9-4 レム睡眠時での規則的な眼球運動 (Dement, 1974)

こで,「眼球は脳内に現れた映像に従って動く」仮説が生まれたのです。

ところが,ジュヴェの実験 (Jouvet-Mounier & Astic, 1968) では生まれてもいない胎児のレム睡眠時には急速な眼球運動が非常に多かったのです。胎児はまだ外の世界を見てはいませんし,それどころか,視覚さえも発達していないのです。ですから,眼球運動は脳幹からの無秩序な刺激によるもので,脳内の映像によるものではないとの反論がありました。この刺激がたまたま規則正しかったので,その結果ピンポンの球を追う眼球運動になったのかもしれません。動物の大脳皮質を取り去ってしまうと,何も見えないし,聞こえない状態になります。それなのに,レム睡眠に入ると眼球が動きます。したがって,眼球運動は大脳皮質からではなく,脳の奥深くに存在する脳幹から命令されて現れてくるのです。

どういうことかというと,夢の発生源は脳幹にあり,順番からいくと,発生源に近い眼球運動装置に命令がいくと,まず眼球が動きます。何かを見ようという前頭葉の意志が働く前に,眼は動いてしまうのです。そのときに,眼球運動の性質によって,その運動に類似した体験を記憶装置から引き出し,映像として夢が見えると考えられるのです (Hobson & Pace-Schott, 2002)。

とはいえ,この説明も完全ではありません。なぜなら,最近の研究で,夢の内容に眼球運動が追随することについてあらたな結果が出てきているからです。たとえば,人によってはレム睡眠中に意志的に夢の内容を変えたり,好きな方向に眼を動かすことが出来ます。このような夢を「明晰夢」とよびます (本書103ページ参照)。図9-5 に見るように,実験では,明晰夢をよく見る人たちに,夢が始まったら,10秒数えて,あるいは10秒見積もって,その長さの始めと終わりに眼を縦に動かして合図してくれるように頼んでおくと,実際そうしてもらえます (Kahan & Laberge, 1994)。この場合,たしかに体幹の筋肉は弛緩して

113

第3部 睡眠と夢について

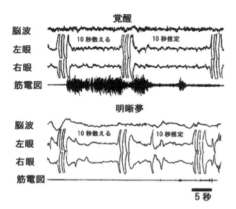

図 9-5　明晰夢を見ているときの脳波と眼球の動き（Kahan & LaBerge, 1994）
覚醒時と同様，明晰夢を見ているときにも 10 秒の長さを眼球運動によって外部に伝えることができる。骨格筋の弛緩に注意。

いるのですが，眼球は動かせます。そして覚醒時に出現する α 波が多いのが特徴なので，覚醒水準があがってきて，意志的な眼球運動の命令に関与している前頭前野や対象物に眼球をむける前頭眼野などが活動し始めたからかもしれません（北浜，2016）。

　もう 1 つの例は，夢の内容が言語報告ではなくて，現実に引き起こされている行動と目の動きについて観察された例があります。レム睡眠時に骨格筋の抑制ができないので身体が動いてしまう「レム睡眠行動障害」の患者さんの例ですが，レム睡眠時での目の動きはでたらめではなく，夢の中の行動に合わせて動きます。レム睡眠にはいると，立ち上がって，煙草に火をつけ，吸って，そして灰を灰皿にたたき落とす動作と目の動きが一致していることが観察されたのです（Leclair-Visonneau et al., 2010）。

　デメント（Dement, W. C.）の走査仮説が新しい技術や方法で追実験されてきて，いろいろなことがわかりかけています。とは言え，脳科学では，まだまだわからないことがいっぱいあります。現在のところ，通常は脳幹からの命令で眼球が急速に運動し，記憶から映像が作られ，そして，覚醒度が上がってくると，あるいはまだわかっていない何らかの理由で，夢の情景に合わせて追跡運動が可能になるのだと考えられます。どちらにしても，デメントやジュヴェ

らの初期の精力的な研究は「夢の研究を思弁ではなく科学にしたてあげた」ということで不滅であることには変わりありません。

·········· **文　献** ··········

Aserinsky, E., & Kleitman, N.　1953　Regularly occurring periods of eye motility, and concomitant phenomena, during sleep. *Science, 118*, 273-274.

Braun, A. R., Balkin, T. J., Wesenten, N. J., Carson, R. E., Varga, M., Baldwin, P., Selbie, S., Belenky, G., & Herscovitch, P.　1997　Regional cerebral blood flow throughout the sleep-wake cycle. An $H_2^{15}O$ PET study. *Brain, 120*, 1173-1197.

Dement, W. C.　1974　*Some Must Watch While Some Must Sleep*. 大熊輝夫（訳）1975　夜明かしする人，眠る人　みすず書房

Hobson, J. A., & Pace-Schott, E. F.　2002　The cognitive neuroscience of sleep: Neuronal systems, consciousness and learning. *Nature Reviews Neuroscience, 3*, 679-693.

堀　忠雄　2008　睡眠心理学　北大路書房　p.348.

Jouvet, M.　1966.　Paradoxicak Sleep – A study of its nature and mechanisms. *Progress in Brain Research, 18*, 20-62.

Jouvet, M.　1992　*Le Sommeil et le rêve*. Paris: Odile Jacob. 北浜邦夫（訳）1997　睡眠と夢　紀伊國屋書店

Jouvet-Mounier, D., & Astic, L.　1968　Study of the course of sleep in the young rat during the 1st postnatal month. *Comptes Rendus des Seances de la Societe de Biologie et de ses Filiales, 162*, 119-123.

Kahan, T. L., & LaBerge, S.　1994　Lucid dreaming as metacognition: Implications for cognitive science. *Consciousness & Cognition, 3*, 246-264.

北浜邦夫　2000　ヒトはなぜ，夢を見るのか　文藝春秋

北浜邦夫　2016　夢　新曜社

Koyama, Y., & Sakai, K.　2000　Modulation of presumed cholinergic mesopontine tegmental neurons by acetylcholine and monoamines applied iontophoretically in unanesthetized cats. *Neuroscience, 96*, 723-733.

Leclair-Visonneau, L., Oudiette, D., Gaymard, B., Leu-Semenescu, S., & Arnulf, I.　2010　Do the eyes scan dream images during rapid eye movement sleep? Evidence from the rapid eye movement sleep behaviour disorder model. *Brain, 133*, 1737-1746.

Okuma, T.　1992　On the psychophysiology of dreaming: A sensory image-free association hypothesis of the dream process. *Psychiatry and Clinical Neurosciences, 46*, 7-22.

Penfield, W., & Perot, P.　1963　The brain's record of auditory and visual experience: A final summary and discussion. *Brain, 86*, 595-696.

Solms, M.　1997　*The Neuropsychology of dreams*. New Jersey: Lawrence Erlbaum Associates.　p.316.

第3部　睡眠と夢について

Column 8

宝くじと正夢

　宝くじに当たった夢を見て，翌朝宝くじを買いに行き，実際に当たった話があります。あるいは，買った宝くじが当たった夢を見て，確かめてみるとたしかに当たっていた，という話もあります。実際に調べたことはないので，なんとも言えませんが，夢のようなことが実際あり得るはずです。もちろん，「夢を見て（原因），買った（結果），買ったから（原因），当たった（結果）」という因果関係はあります。

　ただ，これはむしろ統計確率の問題になるでしょう。1,000 人に 1 人の割合で宝くじに当たる夢を見るとしましょう。そのうち，実際に買いに行く人が 1,000 人に 1 人としましょう。また 1 万枚発行する宝くじのなかに必ず 1 等 1 億円くじがある場合，必ずだれかが，当たります。1000 × 1000 × 10000 つまり 100 億分の 1 の確率で「宝くじに当たる夢を見た人が，宝くじを買いに行き，実際に 1 億円当たる」わけで，まれですがあり得ない話ではありません。1 年に 10 回抽選があれば 10 億分の 1 です。2 等以下の当たりくじは 1 等の当たりくじより多いので，夢と当たりくじの確率はさらに高くなります。2 等以下を仮に 100 本とすれば 1,000 万人に 1 人です。もし日本人 1 億人がくじを買うとすれば，日本には 10 人ほど存在することになるでしょう。ここ 10 年間なら 100 人です。夢を見て当たった人は大喜びで報告するでしょう。

　また，宝くじを買ってから当たる夢を見る確率（買ってから（原因），夢を見た（結果），見たから（原因），当たった（結果））は，前者の「買わない前に当たる夢を見る確率」より高いはずです。なぜなら，「買った結果，当たること」を考えているわけですから，夢にも出やすいわけです。「夢の内容の一部は覚醒時の体験に影響を受けることがある」という確率的な因果関係があります。

　いずれにしても，宝くじに当たる夢を見てもほとんどの人が実際には当たらないわけですから，当たった人はどんなにか不思議な力が働いたかと思うでしょう。神様のお導きと考えてもおかしくはありません。偶然の出来事でも必然と考えてしまうのです。しかし，これは結果論なのです。「こうすれば必ずこうなる」話ではありません。「こうなったのはこうしたからだ」という話です。

◀116▶

ところで，人間はだれでも一生に一度だけは一等賞をとることがあります。それは受精するときで，何億の精子のうち1匹の精子が1個の卵子にたどり着いたときです。私たちの存在はその結果です。私たちがこうして今日生きて暮らしているのも，生命が誕生したころの先祖から両親まで30億年以上何億世代にわたって命がつながってきたからです。ほとんどの先祖は子孫を残す前に命がなくなっているはずです。そう思うと，偶然の結果の連続が私たちの今日なのですから，与えられた人生を大切に生きていきましょう。

　1万分の1という数字を見ると，「ほとんど当たらない」感じがします。しかし，たとえば，医学的見地からみると，ある特定の病気（たとえば難治疾患）が1万分の1の確率で現れる場合，日本の人口が1億人ならば，患者数は1万人いることになり，大きな病院を造っても収容しきれません。60億人が住む地球の規模で考えれば，60万人となります。まれな病気だからといって，研究をおろそかにしてはならないでしょう。

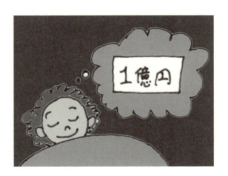

第 3 部　睡眠と夢について

> Column 9

イルカは「脳半球睡眠」

　一生泳ぎ続けるといわれるマグロだけではなく，イルカ，オットセイのような海生の哺乳動物，海洋を飛び続けるアホウドリは，見かけはまったく休息しないように見えます。NHK の動物科学番組「ダーウィンが来た」で，夜の水族館をテレビカメラで観察していたところ，100kg 近い大きなマグロが時折眠っているような感じで斜めに落ち込んでいき，壁にぶつかりそうになり，あわてて上昇していく様子が紹介されていました。睡眠研究の先達である東京医科歯科大学名誉教授の井上昌次郎先生はこの行動について，「これは眠っているといってよいでしょう。ただ，魚の眠りは，高度に大脳が発達した人間の眠りとはかなり違っていますが」とコメントされていました。

　脳波記録のできるイルカ（イラスト挿入）や鳥類では，左右の大脳半球を交互に眠らせていることが報告され，これは「脳半球睡眠」と呼ばれています。睡眠研究をしている大学院生が撮影したビデオ記録では，千葉県の水族館で白イルカのベルーガが，左目を閉じて（右目は開いたまま）底にあおむけで 4 分ほど寝て，その後左目を開けて水面に呼吸するために上がって行きました。半球睡眠は，水中あるいは空中に長時間滞留するための特殊な技術として進化したと推測されます。

　オオグンカン鳥は，ほとんどの時間を洋上で飛びながら生活し，長距離を飛ぶことができると言われています。羽毛に油分が少なく，防水性がほとんど無い為，海鳥であるにも関わらず水面に浮くことも泳ぐこともできないとのことです。最近ラッテンボルグ（Rattenborg, N. C.）[1] は，オオグンカン鳥に脳波や 3 次元加速度計を装着して，飛行中の睡眠を 10 日間にわたり自然の状態で観察しました。たしかに，飛行中は半球睡眠もありましたが，両半球同時にも眠っていました。しかし，オオグンカン鳥が飛行中に眠っていた時間は，陸上の睡眠時間の 7.4％に過ぎなかったのです。彼らは，オオグンカン鳥が飛びながら十分な睡眠をとっているとは言えないとしています。

　一方，草原に住むゾウや，キリン，ウシ，ウマなどの草食獣も，見かけ上はほとんど眠っていません。栄養価の低い草を大量に食べるには長時間を要します。また，

Column 9　イルカは「脳半球睡眠」

　隠れる場所のない草原では肉食獣に襲われたときに，睡眠状態にあると危険です。こうした動物の脳波を観察してみると，「うとうと状態」という特殊な睡眠法であることが判明しています。こうした動物では「半覚醒・半睡眠」という状態で立ったまま眠ることが可能なのです。

　睡眠をとっている時間は，動物にとって生命を奪われるかもしれない危険な状態なので，脳半球睡眠や半覚醒・半睡眠で適応していると思われます。安全な場所でも睡眠パターンは変わりませんから，遺伝的に獲得された性質と考えられます。

【文献】
[1] Rattenborg, N. C. 2016 Evidence that birds sleep in mid-flight. *Nature Communications, 7*, 12468

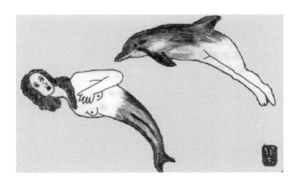

第4部

睡眠と環境

第4部 睡眠と環境

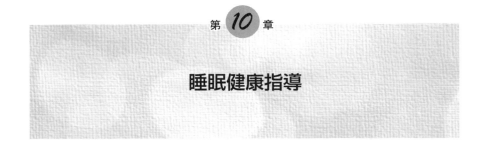

第10章 睡眠健康指導

1. はじめに

　健康に毎日を過ごし，仕事に取り組んでいくためには，快適な睡眠が必須です。睡眠健康（Sleep health）は睡眠衛生（Sleep hygiene）ともいわれますが，良質な睡眠のために，生活習慣や睡眠環境を整えることをさします。睡眠は体内時計（生物時計）と恒常性維持の2種類のシステムによって調節されています（第7章参照）。睡眠健康指導は睡眠の調節機構などの基礎的なメカニズムを十分理解したうえでなされることが大切です。

2. 睡眠のメカニズム

　ぐっすりと眠るためには，まず睡眠のメカニズムを理解しておくことが大切です。通常であれば，人それぞれの就寝時刻と起床時刻はほぼ決まっていて，夜間に睡眠をとります。これは睡眠が体内時計によって，いつ眠るかのタイミングを決めていることによります。仕事や娯楽で夜更かしをして睡眠時間が短くなると，翌日は日中から眠く，夜の睡眠時間は長くなり，深い睡眠の割合が増えます。逆に，昼寝をとりすぎると，その夜はなかなか眠くなりません。これらの事実は，私たちが常に一定量の睡眠を確保しようとする調節系，すなわち恒常性維持機構（ホメオスタシス）を備えていることを意味します。

第 10 章　睡眠健康指導

つまり，「夜になると眠くなる」，「疲れると眠くなる」という体内時計機構と恒常性維持機構が，状況に応じて相互に関連しながら，睡眠のタイミングおよび質・量を自動的に制御しています。

3.　睡眠と体内時計

体内時計は約 25 時間の周期で活動と休息のリズム信号を出しており，24 時間周期で変化する外部環境とは，毎日約 1 時間の遅れが生じています。このずれを調節する重要な役割を果たしているのが朝に浴びる"光"です。光信号が網膜から入り，生体時計としての役割を果たす視交叉上核へ伝達されてこのずれがリセットされます。すなわち昼の明環境と夜の暗環境が，正常な睡眠・覚醒リズムを作り出しているのです。

こうして体内時計によってリセットされた時刻から 12 〜 13 時間は代謝が高められ，血圧，脈拍が高めに保持され，覚醒して活動するのに適した状態になっています。朝の光を浴びてから 14 〜 16 時間くらい経過して暗くなると，松果体からメラトニンの分泌が始まり，手足の末端からの放熱が盛んになります。こうした放熱により身体の内部や脳の温度が低下してくると，1 〜 2 時間のうちに自然な眠気が出現します。つまり，太陽光に対する生体時計のリセット機能により，朝起床して太陽光を最初に浴びた時刻に応じて，夜に眠気が出現し自然に眠くなる時刻が決定されるのです。

朝に充分な太陽光を浴びずに，暗い部屋で昼過ぎまで眠っていると，こうしたサーカディアンリズムのリセットが適切に行われず，その日の入眠時刻が遅くなります。一方，夕方から夜の時間帯に強い光を浴びると，メラトニン分泌開始時刻が遅くなり，睡眠への準備が遅れ，結果的として入眠時刻が遅れます。

● **相談例** ……………………………………………………………………………………

54 歳の主婦が，日中の強い眠気と家族からのいびき・無呼吸の指摘があり，精査を希望して睡眠外来に紹介されました。図 10-1（左）に示すような睡眠日誌に，毎日の就寝，起床時刻，眠気が生じた時間帯などを記録

第4部　睡眠と環境

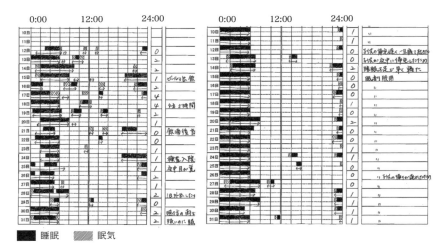

図 10-1　昼間の眠気といびきで受診
54歳，女性。睡眠衛生指導前（左），指導後（右）の睡眠日誌

してもらうことで，睡眠サイクルや生活スタイルの情報を収集することが可能です。睡眠日誌から，この女性は子どもの迎えがあるために，遅くまで起きて読書やテレビを見て過ごすことが多く，就寝時刻が遅いことがわかりました。そして，なかなか寝つけないために，お酒を飲んだり，睡眠薬を服用したりしていたのです。このように睡眠の取り方が不規則でかつ短く，睡眠時間の不足が明らかになったので，彼女に睡眠のメカニズムや光の影響を説明し，睡眠薬の指導や睡眠健康指導を行ったところ，4ヵ月後，就寝時刻が一定となり，日中の眠気は消失し，いびきも無くなりました（図 10-1：右）。

4. 睡眠健康指導の実際

1）夜の照度を落とす

　睡眠健康指導の基本は，規則正しい睡眠をとり，朝は光で，体内時計をリセットすることです。睡眠・覚醒リズムは約 25 時間周期ですが，それを 24 時間に

第 10 章　睡眠健康指導

同調させるために，光や食事，運動，社会的活動などの「同調因子」があります。これらが睡眠・覚醒リズムのみならず，内分泌リズム，自律神経をコントロールしています。したがって，夜遅くまで高照度の環境にいると，生体リズムの夜型化や不規則化を生じ，眠ろうとしても眠れない不眠状態となり，身体の不調をきたします。

　部屋の明かりを暗くすることは，メラトニン分泌を妨げないようにするためであり，精神的な鎮静化をはかるためです。以前は，2500 ルクス以上の高照度の光でないとメラトニン分泌抑制はされないとされていましたが，近年の研究では 300 ルクス以下の低照度でも長時間にわたると抑制される（Aoki et al., 1998）ことがわかってきました。とくに昼光色の蛍光灯や LED に多く含まれる青い光の波長はメラトニンの分泌抑制作用が強いため（Brainard et al., 2001），夜間は電球色の赤い光が，睡眠には望ましいのです。

2）睡眠前のメディア制限

　深夜のテレビ視聴，パソコンや携帯電話の操作は大脳を活性化して，入眠障害，中途覚醒の原因となるので，夜 21 時以降は控えるとよく眠れます。

　最近の研究では，電子書籍で読んだ場合は，同じ内容を印刷書籍で読んだ場合に比べて睡眠が深くなるまでの時間が 20 分以上遅くなることが報告されています（Chang et al., 2014）。

　逆に朝には，これらのモニター機器を視聴，操作することは脳をしっかり覚醒させるのに有効です。結論として，寝る 1 時間前には静かにして脳を刺激しない，朝は眠った脳を刺激してしっかり覚醒させるとよいのです。

● **相談例** ……………………………………………………………………………………

　　20 代の女性が日中の眠気，倦怠感に悩まされ，さらに，いびきや無呼吸もあるとのことで睡眠外来に来られました。眠気の自己評価（図 10-2）点数は 14 点とかなり高値でした（正常は 6 点以下）。睡眠時間は，平均 6 時間程度ですが，休日は 1 日中寝ていました。週に 3 〜 4 日は寝つきが悪く，30 〜 60 分ほどかかることがしばしばで，よく話を聞くと，眠る前に 1 時間程度友達と携帯メールのやりとりをするのが常とのことでした。そこで，

125

第 4 部　睡眠と環境

ESS 日本語版

もし，以下の状況になったとしたら，どのくらいうとうとする（数秒
数分眠ってしまう）と思いますか。最近の日常生活を思いうかべてお
答えください。以下の状況になったことが実際になくても，その状況
になればどうなるかを想像してお答えください。
すべての項目にお答えしていただくことが大切です。
できる限りすべての項目にお答えください。

　　1）すわって何かを読んでいるとき（新聞，雑誌，本，書類など）
　　2）すわってテレビを見ているとき
　　3）会議，映画館，劇場などで静かにすわっているとき

〜〜〜〜〜〜〜〜〜〜〜〜〜〜〜〜〜〜〜〜〜〜〜〜〜〜〜

　　6）すわって人と話をしているとき
　　7）昼食をとった後（飲酒なし），静かにすわっているとき
　　8）すわって手紙や書類などを書いているとき

それぞれの項目について以下から1つだけ選び，点数化します。

うとうとする可能性はほとんどない……………………………　0
うとうとする可能性は少しある……………………………………　1
うとうとする可能性は半々くらい…………………………………　2
うとうとする可能性が高い…………………………………………　3

図 10-2　眠気の評価：ESS 日本語版（福原ら，2006 より一部抜粋）
ESS 日本語版を使用する際には版権者の承諾が必要となります（詳しくは，http://www.i-hope.jp/ を参照ください）

　まずは携帯メールを少し控えるようにお話ししたところ，彼女は深夜1時
ごろまでしていた携帯メールを，24時までに控えました。その後間もなく，
寝つきが良くなり，ぐっすり眠れるようになったとのことです。これまで
眠気や倦怠感のために断っていた友人との外出もできるようになりました。
眠気の点数も7点と改善し，友達との旅行にも行くことができるようにな
り，引き続き，深夜の携帯メールを控えていて，とても元気になったと本
人が話されていました。

3) 寝酒の制限

アルコールは，たしかに入眠促進作用がありますが，睡眠後半には睡眠段階が浅くなり，中途覚醒，早朝覚醒をもたらします。さらに利尿作用と相まって中途覚醒を増やします。日本では眠れないときの対処として，睡眠薬より安全とのことで寝酒をする人が多いのですが，これは間違った認識です。

4) 朝食の重要性を説明する

朝食は，身体のリズムを整えるだけでなく，セロトニンやメラトニン分泌にとって重要です。図10-3に示すように，朝食で摂取した必須アミノ酸のトリプトファンは，昼間に太陽光を浴び運動をすることで，セロトニンに合成され

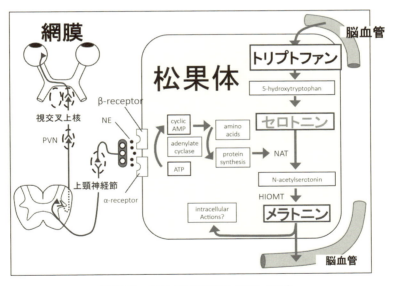

図10-3　メラトニン合成経路（服部，2004）

朝食に含まれるトリプトファンからセロトニン，メラトニンが合成される経路。メラトニン合成の律速酵素である，N-acetyltransferase（NAT）活性は，夜間に昼間の50〜100倍に上昇するため，松果体および血中のメラトニン濃度も夜間に顕著に上昇します。視交叉上核からの神経シグナルは，途中で抑制ニューロンを介しながら，胸髄中間外側核，上頸部交感神経節をへて交感神経節後線維となり，松果体β受容体に達します。昼間には視交叉上核からのシグナルが増大し，夜間には減少するため，松果体では逆転して，夜間にβ受容体が刺激され，NAT活性が亢進してメラトニンの生合成が促進されるのです。また，網膜から入力した光刺激は，同じ経路を介して，松果体に達し，メラトニンの生合成を抑制します。いずれにせよ，メラトニンの生合成は，生物時計と明暗環境の二重支配を受けており，これらの情報を生体内の器官，組織，細胞に伝達する時計ホルモンとして働いているのです。

第 4 部　睡眠と環境

表 10-1　アミノ酸および脂肪酸組成表（五明・長谷川，1993）

トリプトファン 必須アミノ酸	→	セロトニン 元気のホルモン	→	メラトニン 眠りのホルモン

種類	トリプトファン含有量/100g	平均摂取量	トリプトファン摂取量
卵	180mg	50g	90mg
肉類	205mg	100g	205mg
牛乳	45mg	100g	45mg
野菜	20mg	100g	20mg
炭水化物	105mg	100g	105mg
ジュース	2mg	100g	2mg
納豆	245mg	40g	98mg
海苔	150mg	10g	15mg
魚	215mg	100g	215mg
干物	530mg	10g	53mg
コーヒー等	30mg	100g	30mg
味噌	125mg	20g	25mg

ヒトを活動的にします。夜になり光がなくなると，松果体内でセロトニンからメラトニンが合成されて体内に循環し，ヒトを鎮静化して，睡眠に導きます。アミノ酸（トリプトファンなど，表 10-1 参照）を含む，バランスのとれた朝食（4 品以上）が，私たちの昼間の活動性を高め，よい眠りに導きます（宮崎，2015）。また，朝食により"腹時計"もリセットされて，栄養の消化・吸収も健全になります。

　高知大学の原田先生らの大学サッカー部員を対象にした研究は興味深いものです。部員の朝食に，トリプトファンを多く含む納豆とバナナを食べてもらい入眠前のメラトニン濃度を測定しました。しかしその値は，対照群と変わりなく，増えていませんでした。そこで，居室の照明を，昼光色の蛍光灯から赤い電球に変えてもらったところ，メラトニン濃度は正常に増加していました（Wada, 2013）。朝の食事だけでなく，夜の光環境もあわせて調整することが大事です。

5. 眠りの良い循環と悪い循環

睡眠健康指導について井上昌次郎先生（井上，1988）が提案された「眠りの良い循環と悪い循環」に，筆者が追加・改編したものを図10-4に示します。

目覚めが悪いと，日中に眠気があるため，ついうたた寝してしまいます。そうすると「疲れたから眠る」という睡眠欲求が低下するために夜間の睡眠の質が低下することになります。昼間の眠気を我慢して，居眠りを少なくし，メラトニンの分泌に支障がないように夜は暗めの環境で過ごし，覚醒反応を来すカフェインやニコチン，テレビや携帯電話の視聴を控えると，入眠がスムーズになります。アルコールは中途覚醒や早朝覚醒の原因となるので控え，眠れないときには，睡眠薬の服用を考慮します。

朝は，遮光カーテンを10センチ程度開けておくと，光刺激により体内時計がリセットされるので良い目覚めにつながります。脳の中枢時計は光でリセットし，消化管を含めた末梢の体内時計は朝食でリセットして，脳と身体の時計を同期させることが，正常な睡眠・覚醒リズムを取り戻すために重要です。

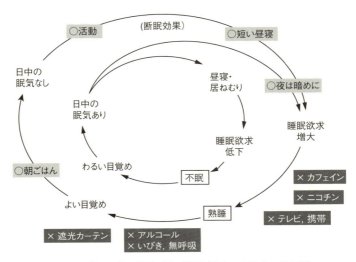

図10-4　眠りの良い循環，悪い循環（井上，1988を一部改変）

第4部　睡眠と環境

6. 生活リズム健康法

　正常な睡眠・覚醒リズムを取り戻すための方策として，認知行動療法をもとに，田中秀樹先生が考案された，「生活リズム改善表」（田中, 2008）を筆者が改変したものを提示します（図10-5）。これは，良質な睡眠を確保するために，睡眠の不規則化に関わる生活習慣の改善とストレスに対する対処を指導するためのツールです。

　まず，できている習慣行動には○，できていないが頑張ればできそうなものには△，頑張ってもできそうにないものには×で回答してもらいます。△をつけた項目の中から，頑張れそうなもの，本人が実行可能な目標行動を3つ程度選択します。基本的には，すべての項目が○になることが理想ですが，少しずつゆっくりと指導していくと良いでしょう。この「生活リズム改善表」と睡眠日誌を併用した方法で，高校生を指導した結果，睡眠の状態や寝つきが有意に改善し，寝起きの気分や日中の眠気，授業中の居眠りが改善されています（井上, 1988）。

　睡眠健康大学のホームページ（http://sleep-col.com/）に睡眠健康指導に関する睡眠コラムを掲載しているので，ご参考にしていただければ幸いです。

【睡眠健康のポイント】
①睡眠健康指導とは，良質な睡眠のために，生活習慣や睡眠環境を整えること。
②睡眠健康指導は睡眠のメカニズムを十分に理解した上ですること。
③睡眠健康指導の基本は，朝は光と朝食で，体内時計をリセットすること，
　夜は明るい光，モニターを避けて規則正しい睡眠をとること。

日常生活に取り入れよう 生活リズム健康法

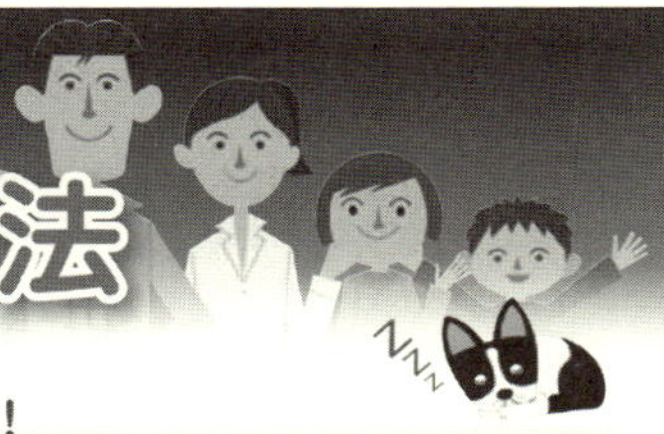

1 あなたの習慣をチェックしましょう！

※( )の中に、既に出来ていることには○、頑張れば出来そうなことには△、できそうにないものには×をつけてください。

	今回 日付 /	1ヶ月後 /	2ヶ月後 /
1. 毎朝、ほぼ決まった時刻に起床する	[ ]	[ ]	[ ]
2. 朝食は、よく噛みながら毎朝食べる	[ ]	[ ]	[ ]
3. 午前中に太陽の光をしっかり浴びる	[ ]	[ ]	[ ]
4. 日中はできるだけ人と接し、活動的に過ごす	[ ]	[ ]	[ ]
5. 昼食後から3時の間で30分以内の仮眠をとる	[ ]	[ ]	[ ]
6. 夕方に軽い運動や散歩をする	[ ]	[ ]	[ ]
7. 夕方以降は居眠りをしない	[ ]	[ ]	[ ]
8. 夕食以降、お茶屋コーヒー等カフェインの接種を避ける	[ ]	[ ]	[ ]
9. ぬるめのお風呂にゆっくりつかる	[ ]	[ ]	[ ]
10. 就寝前は、脳と体をリラックス（音楽鑑賞、読書、ストレッチなど）	[ ]	[ ]	[ ]
11. 寝床でテレビを見たり、仕事や読書をしない	[ ]	[ ]	[ ]
12. 寝床で悩み事をしない	[ ]	[ ]	[ ]
13. 眠くなってから寝床に入る	[ ]	[ ]	[ ]
14. 8時間睡眠にこだわらず、自分にあった睡眠時間を規則的に守る	[ ]	[ ]	[ ]
15. 休日も、起床時刻が平日と2時間以上ずれないようにする	[ ]	[ ]	[ ]

2 あなたの睡眠の満足度を確認しましょう。次の質問に100点満点でお答えください。

寝付きの満足度は			熟睡の満足度は			日中のすっきり度（疲労・眠気）は		
今回	1ヶ月後	2ヶ月後	今回	1ヶ月後	2ヶ月後	今回	1ヶ月後	2ヶ月後
点	点	点	点	点	点	点	点	点

生活習慣の改善と合わせて、満足度がどう変化しているのかについて時々振り返りましょう！

3 生活改善のために～あなたの行動改善の目標を決めましょう～

1のチェックリストで、△（頑張れば出来そうなこと）の中から3つほど、自分で改善しようと思う目標を選び、番号で記入してください。

目標❶	目標❷	目標❸

自分の中で実践できそうなものを選び、日誌やカレンダーに達成できたか記録（○、×）しましょう

図 10-5　生活リズム改善表（田中，2008 を一部改変）

第4部　睡眠と環境

········· 文　献 ·········

Aoki, H., Yamada, N., Ozeki, Y., Yamane, H., & Kato, N.　1998　Minimum light intensity required to suppress nocturnal melatonin concentration in human saliva. *Neuroscience Letters, 252*(2), 91-94.

Brainard, G. C., Hanifin, J. P., Greeson, J. M., Byrne, B., Glickman, G., Gerner, E., & Rollag, M. D.　2001 Action Spectrum for Melatonin Regulation in Humans: Evidence for a Novel Circadian Photoreceptor. *Journal of Neuroscience, 21*(16), 6405–6412.

Chang, A-M., Aeschbach, Duffy, J. F., & Czeisler, C. A. 2014 Evening use of light-emitting eReaders negatively affects sleep, circadian timing, and next-morning alertness. *Proceedings of the National Academy of Sciences, 112* (4), 1232-1237.

福原俊一・竹上未紗・鈴鴨よしみ・陳　和夫・井上雄一・角谷　寛・岡　靖哲・野口裕之・脇田貴文・並川　努・中村敬哉・三嶋理晃・Johns, M.W.　2006　日本語版 the Epworth Sleepiness Scale（JESS）—これまで使用されていた多くの「日本語版」との主な差異と改訂—　日本呼吸器学会雑誌，44（11），896-898.

服部淳彦　2004　メラトニン研究の最新の進歩　星和書店

五明紀春・長谷川恭子（共編）　1993　たんぱく質の価値を決めるアミノ酸＆油脂の性質を決める脂肪酸組成表　女子栄養大学出版部

井上昌次郎　1988　睡眠の不思議　講談社

宮崎総一郎　2015　ぐっすり眠りたければ，朝の食事を変えなさい　PHP研究所

田中秀樹　睡眠改善技術　堀　忠雄・白川修一郎（編）　2008　基礎講座 睡眠改善学　ゆまに書房　pp.166-188.

Wada, K., Yata, S., Akimitsu, O., Krejci, M., Noji, T., Nakade, M., Takeuchi, H., & Harada, T.　2013　A tryptophan-rich breakfast and exposure to light with low color temperature at night improve sleep and salivary melatonin level in Japanese students. *Journal of Circadian Rhythms, 11*, 4.

第 11 章

睡眠環境

　睡眠環境といわれて何が思い浮かぶでしょうか。リラックスできるアロマや音楽や照明，寝具，あるいはエアコンを思い浮かべる人もいるでしょう。睡眠にはさまざまな環境が影響を及ぼしています。また，寝る前に過ごした環境や状況が睡眠に影響を与えることは言うまでもありません。ストレスを抱えており，なかなか寝つけない経験のある方も少なくないでしょう。いつもより太陽を浴び，身体を動かして疲れた日にはぐっすりと眠れたりします。睡眠環境は寝室という空間に限らず私たちの生活全体に広がっています。就床から寝つくまでの心的評価（入眠感）への影響要因について検討した研究では，睡眠習慣や日中の状態による影響を背景に，直接影響を及ぼしていたのは就床時の精神的・身体的状態と就床時の環境ということが明らかになっています（山本ら，2003）。このように睡眠の主観的評価は時間的に睡眠に近い時点の影響を強く受けていますので，寝室や寝る前に過ごす環境を適切に整えることは睡眠改善の方策の1つとして有効といえます。ここでは，安全，正常，快適な睡眠を確保するための環境づくりの理解を深めることを目的に，睡眠に関わる生理とともに睡眠環境として音環境，温熱環境，光環境について取り上げます。

1. 音環境（騒音）と睡眠

　環境騒音として，屋外では，主に道路交通騒音，鉄道騒音，航空機騒音，工場騒音，建築騒音，公共事業の騒音，近隣騒音，屋内では主に，空調機器の音，

第4部　睡眠と環境

事務機器の音，家電製品の音，近隣騒音があげられます。環境騒音により引き起こされる健康被害には，聴力障害や会話妨害などの聴覚性と睡眠妨害や心疾患，不快感などの非聴覚性のものがあります。非聴覚性の健康被害の中で睡眠妨害は最もリスクが高いといわれています。騒音への暴露を受けたときあるいは直後の睡眠中に一次的な影響が生じ，二次的な影響として騒音曝露を受けた次の日以降にも影響がみられます。一次的な影響としては，入眠困難，中途覚醒の増加，睡眠段階の移行が増えることによる徐波睡眠とREM睡眠の減少，そして自律神経機能（心拍数，血圧，血管収縮，呼吸）への影響があげられます。翌日以降の二次的な影響としては，不眠感，疲労感，日中の眠気，ストレスホルモンの増加，作業能率の低下などがあげられます。

　WHOによる寝室における騒音のガイドライン値は，連続音は30dB以下，単発の騒音（間欠音）は最大値が45dB以下です。騒音による睡眠妨害は，空港や大きな道路の近くに住んでいる人だけの問題ではありません。たとえば，屋内で生じる生活音でもカーテンの開閉音は60dB，木製ドアを閉める音は62dB，電灯スイッチを消す音は65dB（いずれも音源から1mで計測）（山田, 1977）と睡眠を阻害するレベルに達しているものは少なくありません。とくに間欠音は連続音よりも睡眠への影響が大きいことが知られています。

　防音対策をしなくても，にぎやかな環境に慣れて目を覚まさず寝ていれば大丈夫と思うかもしれません。確かに，睡眠中の音刺激に対しての反応には慣れが見られます。しかし，運動反応がなくても意識されない認知活動は持続していて，睡眠中でも環境変化に対する高次の弁別や判断が行われていると考えられています。睡眠中に自身の名前を含む8種類の名前を聞かせると，覚醒時にみられる自分との関連が高さや，注意をどれくらい向けていたかを反映する脳電位成分（事象関連電位P300）と同様の電位変化が自身の名前のときにだけ出現しました（Perrin et al., 1999）。睡眠中であっても脳は音刺激を検出してその情報処理をしているのです。また，睡眠中の騒音による心拍数や体動，睡眠満足感，日中の気分への影響にも慣れは生じず，疲労感は増加することも報告されています。

　騒音の睡眠への影響は騒音レベルとともに音の連続性や発生頻度，対象者の年齢と睡眠の状態，音に対する感受性なども複雑に関わっています（図11-1）

第 11 章　睡眠環境

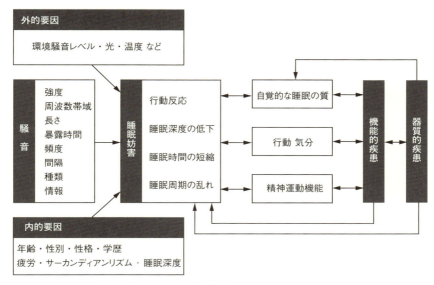

図 11-1　騒音の睡眠への影響 (Griefahn & Muzet, 1978)

(Griefahn & Muzet, 1978)。睡眠妨害の高感受性群としては主に高齢者，交代勤務労働者，身体的／精神的疾患者，睡眠に問題を持つ者があげられます。睡眠中に中途覚醒が多いために音を認識しやすく愁訴につながる側面もあるでしょう。音の覚醒閾値は個人差が大きいものの，若年成人以降加齢にともなって低下します。子どもの場合にも音の覚醒閾値は発達段階にともなって低下しますが，大人に比べると閾値が高いことから緊急事態にいかに音で覚醒させるかについての議論もなされています。睡眠中に警報（枕元で 60dB，3 分間）を鳴らすと，30 ～ 59 歳の両親は全員覚醒したのに対して，子ども（6 ～ 15 歳）で覚醒できたのは 18 人中 1 人だけという報告もあります (Bruck, 1999)。ただし，音に対する心血管系の感度には大人と差がないことが指摘されており，行動覚醒がないことが睡眠への影響がないことと同義でないことには留意が必要です。交代勤務労働者の睡眠の問題は，サーカディアンリズムの観点から質の良い睡眠がとりにくい時間帯に眠る必要があるなどさまざまありますが，夜間に比べて日中には騒音が多く発生することも大きく影響しています。女性労働者を対象に行われた調査では，交代勤務や夜勤に従事する人は安定した睡眠を維持する

第4部　睡眠と環境

ことがむずかしく，その原因を尋ねると騒音（80%），空腹やのどの渇き（48%），子育てへの責任感（37%），寝汗（32%），消化不良（21%）の順で騒音が第一原因でした（Lee, 1992）。

　生活時間帯の異なる家族がいる場合には，その家族の睡眠を妨害しないように音環境への配慮が必要です。寝室外部からの音は窓やドアの開口部から寝室に侵入します。騒音の程度によっては防音壁や防音サッシなどの対策が必要な場合もありますが，窓やドアを閉めたり，防音性のあるカーテンを使用するのも手軽にできる工夫として有効でしょう。また，二世帯住宅やマンションなどの場合は天井からの音の侵入も考えられます。床面を畳やカーペットなどを敷くことで下の階への音を軽減することができます。

2. 温熱環境

　睡眠に密接に関わっている体温調節に影響を与える温熱環境は睡眠への影響が大きい要素といえます。恒温動物のヒトの深部体温は 0.5 ～ 1℃程度の範囲で日内変動しながら，約 37℃で一定に保たれています。体温を一定範囲内に保つための機能として，皮膚血流量の増減や，ふるえ，発汗などの自律性の体温調節反応，暑ければ日陰に入る，寒ければ洋服の枚数を増やすといった行動性の体温調節反応の大きく2つがあります。覚醒中は体温調節に大きく貢献する行動性体温調節ですが，睡眠中には覚醒をともなうような行動性体温調節は有効な手段とはいえません。また，睡眠中は代謝量の低下にともない，産熱量が減少し体温調節機能が低下しており温熱環境の影響を受けやすい状態にあります。良好な寝室条件は室温 16℃ ～ 26℃，相対湿度 50% ～ 60%といわれています（水野, 2008）。四季のある日本では，季節に合わせて寝室の温熱環境を整える必要があります。

　図 11-2 は 20 歳の男性の深部体温（直腸温）の変化を示したものです。0 時から 7 時の黒いバーの部分で睡眠をとっています。深部体温は日中覚醒しているときには高く，寝る少し前から低下して朝方に最低点に達し，起床に向けて上昇していることがわかります。このような深部体温の概日リズムは睡眠と密

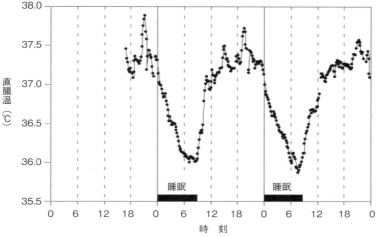

図 11-2　深部体温の変化（20 歳・男性の例）

接に関わっています。体温が高いときには覚醒度が高く，体温の低下とともに覚醒度が低下して睡眠が起こりやすくなります。深部体温の低下は，末梢皮膚血管拡張（皮膚血流量の増加）により手足の皮膚温が上昇して熱放散することにより生じます。この末梢部の血管拡張が入眠を促します。夏季には手足の皮膚温が上昇しても，環境温との勾配が少ないと熱放散ができず，冬季には手足が冷えていて末梢部の血管拡張が妨げられ熱放散ができません。高温環境でも低温環境でも睡眠の進行が妨げられることになるのです。ショーツのみのほぼ裸体で寝具を使用しない場合には，暑くも寒くもない中性温度（29℃）で良質な睡眠が確保され，それよりも気温が高くても低くても睡眠内容に影響が見られました（図 11-3）(Haskell et al., 1981)。低温環境では REM 睡眠が減少し，睡眠段階 1 と中途覚醒が増加，高温環境では REM 睡眠が減少しました。図 11-3 から，裸体では低温環境のほうが睡眠への影響が大きいことがわかります。

　低温環境では，実際の生活場面では寝衣や寝具を使用して就寝します。寝具と身体との間にできる環境（寝床内気候）が低温環境でも暖かさを維持して睡眠の確保に重要な役目を果たすのです。快適な寝床内気候条件は，温度 32 〜 34℃，相対湿度 45 〜 55％とされています(梁瀬, 1985)。3，10，17℃の室温に

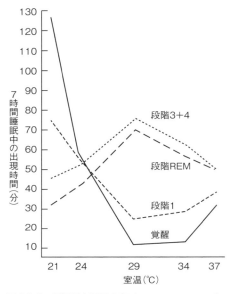

図 11-3　環境温と睡眠内容（Haskell et al., 1981）

おける睡眠段階の比較では，寝衣と寝具を使用するいずれの条件にも差がなく睡眠効率は 95% 以上と十分な睡眠が得られていました（Okamoto-Mizuno et al., 2008）。ただし，13 〜 25℃ の室温の比較では，低温（13℃）では温かい室温に比べて睡眠中の深部体温が急激に低下し，低下したままの状態が長く続き，睡眠中の室温として快適に感じるのは 19℃ 付近でした（Muzet & Candas, 1984）。寝具を使用するにしても，快適な睡眠を確保するには寝室の温度調整が必要といえます。とくに，高齢者は冬季に寝室を温めるよりも，布団の枚数を増やす，電気毛布を使用するなどして寝床内を温める方法を好む傾向が指摘されています。電気毛布の使用は室温が低くても寝床内を暖かく保って寒冷ストレスを和らげ，睡眠を安定させ体温調節を助けます。しかし，睡眠中長時間にわたる使用は深部体温の上昇を招き，睡眠が浅化して睡眠段階の移行も頻繁になり睡眠の質が低下してしまいます。寝床は就床の 1 〜 2 時間前から温めておき，睡眠中の過度な加温を避けるために就床時には加温を終了させるなどの工夫が必要でしょう。また，高齢者では安全性の面からも冬季の寝室の温度調節を考える

第 11 章　睡眠環境

必要があります。月別の死亡数の統計調査では冬季（12 〜 3 月）が多く，心疾患と脳血管疾患は夏季に少なくなっており，とくに心疾患の冬季と夏季の差が大きくなります。心疾患での死亡の約 28％を占める急性心筋梗塞ですが，冬季に増加する理由の 1 つとして，寒冷期の血圧の上昇，寒暖差による血圧の急激な変動があげられます。暖かい環境から寒い環境に急に移動すると血圧は上昇します。何も外出するときにだけ注意が必要なのではありません。冬季は外気温より室温のほうが血圧との関連が強いことも指摘されています。自宅内でも寒暖差が生じやすい場所として浴室やトイレがあります。高齢者では夜間にトイレのために覚醒する回数が増加します。冬季に寝室温が 10℃ を下回ることも珍しくありません。前述のように寝床内気候は約 30℃ ですから，室温調節をしていない場合には大きな温度差に晒されることになってしまうのです。

　高温環境での入眠期の体温調節は皮膚血管の拡張とともに，汗の気化熱によっても放熱が促進されます。ジメジメした夏の夜に寝苦しさを感じるのは，発汗しても湿度が高いことで汗の蒸発が妨げられ，放熱がうまくなされないためです。裸体で室温 29℃，35℃，相対湿度 50％，75％の組み合わせで体温と睡眠内容を検討した研究 (Okamoto-Mizuno et al., 1999) では，高温かつ多湿（35℃ 75％）では 29℃ 50％あるいは 75％の組み合わせに比べて覚醒が増加し，睡眠効率と徐波睡眠量が低下しました。また高温（35℃）でも湿度が 50％に比べて，75％では睡眠段階 3 とレム睡眠が減少しました。皮膚温は湿度に関係なく 29℃ に比べて 35℃ で高く，深部体温は 35℃ 75％で他の条件よりも高く維持されていました。発汗量は 29℃ に比べて 35℃ では約 2 倍でした。高温でかつ多湿な環境では熱負荷が高く，深部体温の低下が抑制され睡眠の質の低下を招きます。肌を流れ落ちるような汗は無効発汗とよばれ，蒸発せず体温調節に貢献しないのです。そのような環境での睡眠は夜間の熱中症などの健康被害にもつながる可能性があるので注意が必要です。通常の着衣状態での快適な睡眠が得られる許容範囲の上限は 28℃，相対湿度 50 〜 60％と考えられています (梁瀬, 1998)。省エネ志向や健康への影響を心配して冷房の使用を控えるという声も聞きます。一晩中の使用は控えたいという場合には睡眠の後半ではなく前半での使用が勧められています。冷房以外にも，扇風機など気流の利用により熱放散を促し暑熱による不快感，中途覚醒を軽減することができます。ただし，肌を

139

第 4 部　睡眠と環境

露出した状態で一晩中身体に直接風が当たるような使用方法は必要以上の体温低下を招く場合がありますし，冷房の冷風は覚醒刺激になりますので注意しましょう。素材が工夫された敷寝具やパジャマ，水枕の利用など寝具の工夫も暑熱負荷の軽減にはに有効です。

3. 光環境

　日常生活で，われわれは視覚情報処理のために自然光とともに人工照明による光を利用しています。人工照明の発明によって，自然光による昼夜サイクルから逸脱して生活することが可能となり，現代社会における生活の夜型化や 24 時間化が始まりました。光には視覚的な知覚とは関係なく，生体時計の調節の他，中枢・交感神経系の賦活作用，体温低下抑制作用，覚醒作用，メラトニン分泌抑制作用などの非視覚的作用があります。光環境は生体に多大な影響を及ぼしているのです。光環境の物理的特性は光の明るさや色合いなどとして表現されます。光の明るさを表す照度（単位 lx：ルクス）は，一般的な住宅の居間で 300lx 程度ですが，屋外では晴れた日で約 50,000lx，曇りでも約 10,000lx あります。光の色合いを表す色温度（単位 K：ケルビン）は，太陽光で 5,000 ～ 6,000K，ろうそくのような暖かい色は約 2,000K，昼光色の蛍光灯は約 6,500K と青白い光ほど高い値で表されます。

　就床前の光環境は睡眠に大きな影響を及ぼします。日常生活下で経験する室内照明環境でも，照度や波長特性によっては夜間に分泌され睡眠促進作用のあるメラトニンの分泌が抑制されるのです。照度 300 ～ 500lx 以上でメラトニンが抑制され，暴露時間が長いほど抑制率が上昇します（図 11-4）(Hashimoto et al., 1996; Aoki et al., 1998)。光によるメラトニン分泌抑制は大人に比べて子どもで影響が大きいことも報告されています (Higuchi et al., 2014)。子どもは瞳孔面積が大きく，水晶体の光透過率が高いことがその理由として指摘されています。また，同じ照度でも電球色のような色温度が低い照明よりも昼光色の色温度が高い照明でメラトニン分泌がより抑制されます (Morita & Tokura, 1996)。

　メラトニン分泌抑制は 480nm 付近の短波長の光（青白い光）で最大になる

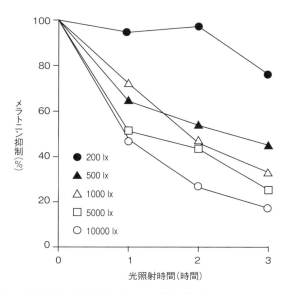

図 11-4 光照射による夜間のメラトニン抑制（Hashimoto et al., 1996 を改変）

ことが知られています（Brainard et al., 2001）。いわゆるブルーライトです。色温度の高い照明，とくに発光ダイオード（LED）にはブルーライトの波長帯域が多く含まれていることで睡眠との関係が指摘されています。LED は寿命が長いことや省エネルギーの観点から効率の良い照明として一般的になり，照明器具だけでなく液晶画面のバックライトにも使用されています。低照度でもタブレットのバックライトなどブルーライトの波長帯域を多く含む光は影響が大きいことが指摘されています。パソコン，携帯電話，スマートフォン，タブレットを含む情報メディアの自宅での利用時間はリビングよりも寝室で長くなっているという調査結果も報告があります。室内照明だけでなく情報機器が発する光も含めた睡眠のための光環境の整備が必要です。就寝前に情報機器を一切使用しないという選択は現代社会においてはむずかしく，光の影響を軽減する工夫が必要となるでしょう。ブルーライト帯域をカットする黄色やオレンジ色のゴーグルを就床前に 2〜3 時間使用することで，不眠症患者や若者の睡眠を改善したことが報告されています。

メラトニン分泌抑制の他にも、光には先にあげたような中枢・交感神経系の賦活作用，体温低下抑制作用，覚醒作用があり、就床前や睡眠中には光の影響を受けないようにする必要があります。寝室を含め就床前に過ごす空間は白色・昼光色（短波長）の照明よりも電球色（長波長）の照明を利用し、低照度にするのが望ましいといえます。天井照明で部屋全体を明るくするのではなくスタンドなどを利用して手元で必要な明かりを確保したり，目に入る光源を減らす（照明の位置あるいは照明に対する自分自身の位置を変える，間接照明を利用する）ことも光の影響を受けない工夫として有効です。日本では幼児の96%が家族と同室で就床しており，家族の影響を受けやすい状況にあります（松浦・駒田，2007）。光の感受性の高い子どもの睡眠環境づくりにも配慮が必要でしょう。睡眠中は光による覚醒作用を避けるため，より低照度の環境づくりが必要です。高齢者でトイレに起きる場合や子どもの暗闇への不安感がある場合には，豆球1つ程度の明るさ（0.3〜1lx）が勧められます。直接光源が目に入らないように足元灯を利用するなど照明の配置も工夫しましょう。起床時にはより積極的に光の覚醒作用を活かす環境づくりが求められます。起床前からの光を漸増させると覚醒への準備が促され，熟眠感が向上し起床時の眠気が低下することが

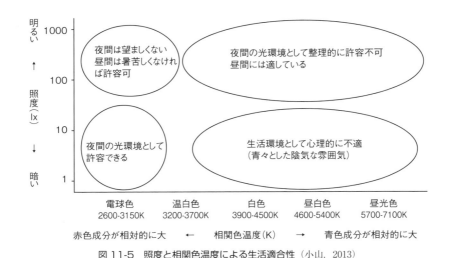

図11-5　照度と相関色温度による生活適合性（小山，2013）

第 11 章　睡眠環境

報告されています。カーテンを閉め切ったまま，朝になっても部屋が暗い状態のままなのは望ましい環境といえません。朝の光には体内時計をリセットする効果もあります（体内時計と光の関係については第 7 章参照）。ここでは，就床から起床までの光環境を概説してきましたが，生理的作用とともに心理的作用も含めて 1 日を通した光環境も考える必要があります（図 11-5）（小山，2013）。光環境を整備する技術は日中の良好な覚醒維持とともに，良質な睡眠を確保するために重要なのです。

········· 文　献 ·········

Aoki, H., Yamada, N., Ozeki, Y., Yamane, H., & Kato, N.　1998　Minimum light intensity required to suppress nocturnal melatonin concentration in human saliva. *Neuroscience Letters, 252*(2), 91-94.

Brainard, G. C., Hanifin, J. P., Greeson, J. M., Byrne, B., Glickman, G., Gerner, E., & Rollag, M. D.　2001　Action spectrum for melatonin regulation in humans: evidence for a novel circadian photoreceptor. *Journal of Neuroscience, 21*(16), 6405-6412.

Bruck, D.　1999　Non-awakening in children in response to a smoke detector alarm. *Fire Safety Journal, 32*(4), 369-376.

Griefahn, B., & Muzet, A.　1978　Noise-induced sleep disturbances effects on health. *Journal of Sound and Vibration, 59*(l), 99-l06.

Hashimoto, S., Nakamura, K., Honma, S., Tokura, H., & Honma, K.　1996　Melatonin rhythm is not shifted by lights that suppress nocturnal melatonin in humans under entrainment. *American Journal of Physiology, 270*(5 Pt 2), R1073-1077.

Haskell, E. H., Palca, J. W., Walker, J. M., Berger, R. J., & HellerH. C.　1981　The effects of high and low ambient temperatures on human sleep stages. *Electroencephalography and Clinical Neurophysiology, 51*(5), 494-501.

Higuchi, S., Nagafuchi, Y., Lee, S. I., & Harada, T.　2014　Influence of light at night on melatonin suppression in children. *Journal of Clinical Endocrinology & Metabolism, 99*(9), 3298-3303.

小山恵美　2013　光の利用による睡眠改善法　堀　忠雄・白川修一郎・福田一彦（編）応用講座睡眠改善学　ゆまに書房　pp.25-34.

Lee, K. A.　1992　Self-reported sleep disturbances in employed women. *Sleep, 15*(6), 493-498.

松浦倫子・駒田陽子　2007　世界の中と家族の中の日本の子どもの睡眠　小児歯科臨，12（9），24-30.

水野一枝　2008　睡眠環境　堀　忠雄・白川修一郎（監修）基礎講座睡眠改善学　ゆまに書房　pp. 58-67.

Morita, T., Tokura, H.　1996　Effects of lights of different color temperature on the nocturnal changes in core temperature and melatonin in humans. *Applied Human Science, 15*(5), 243-246.

Muzet, A., Libert, J. P., & Candas, V.　1984　Ambient temperature and human sleep. *Experientia, 40*, 425-429.

Okamoto-Mizuno, K., Mizuno, K., Michie, S., Maeda, A., & Iizuka, S.　1999　Effects of humid heat

第4部　睡眠と環境

exposure on human sleep stages and body temperature. *Sleep, 22*(6), 767-773.

Okamoto-Mizuno, K., Tsuzuki, K., Mizuno, K., & Ohshiro, Y. 2008 Effects of low ambient temperature on heart rate variability during sleep in humans. *European Journal of Applied Physiology, 105*(2), 191-197.

Perrin, F., García-Larrea, L., Mauguière, F., & Bastuji, H. 1999 A differential brain response to the subject's own name persists during sleep. *Clinical Neurophysiology. 110*(12), 2153-2164.

山田由紀子　1977　日常生活騒音に関する研究—その1．実態と行為別個人暴露　日本建築学会大会学術講演梗概集　計画系，52（環境工学），1-2.

山本由華吏・田中秀樹・山崎勝雄・白川修一郎　2003　入眠感調査票の開発と入眠影響要因の解析　心理学研究，*74*（2），140-147.

梁瀬度子　1985　睡眠と環境：季節による寝床気候と睡眠経過　*The Annals of Physiological Anthropology,* *4*(4), 331-333.

梁瀬度子　1998　住空間の快適性に関わる生理・心理学的研究　日本家政学会誌，*49*（9），975-984.

Column 10

睡眠力は幸福力

　あなたは，毎晩ぐっすり眠れていますか。いまの睡眠に満足していますか。わたし自身はあまりぐっすりとは眠れていません。毎晩トイレに 2 回ほど起きます。高血圧や高脂血症で薬も飲んでいます。だからといって，生活習慣病の治療には睡眠が大切だから，睡眠薬を飲んでまで眠ろうとは思っていません。わたしの場合，熟睡感のない大きな理由は運動不足だとわかっています。眠れない理由がわかっていれば安心できます。

　93 歳まで活躍された漫画家の水木しげる氏は，著書のカランコロン漂泊記のなかでこう語っています。「人間は寝ることによってかなりの病が治る。私は"睡眠力"によって傷とか病気を秘かに治し今日まで"無病"である。私は"睡眠力"は"幸福力"ではないか，と思っている。私は良き睡眠を得るため必ず夜は 11 時に寝る，即ち夜遊びはしない。昼間は歩く。寝そべっているスタイルは漫画だけの話。快眠を得るために運動するのだ。子どものときから大の睡眠好きだった」。氏は朝寝坊だというので，小学校には 1 年遅れて入学しました。兄弟より 1 時間遅れて起き，朝食をたらふく食べてから学校に行っていました。そのため，小学校の間 1 時間目の算数の時間は出たことがなかったとのことです。

　生物には，どんな環境の変化にも対応できるよう多様性があります。多様性があるのは，将来どんな状況になっても種が生き残れるための生物の生存戦略なのでしょう。長く眠る人，短い睡眠でも良い人，夜中に何度も目覚める人，睡眠だけでもさまざまです。睡眠にも多様性があるのです。たとえば地震のとき，夜間に少しの物音でも目が覚める人がいるお蔭で家族は起こされ，家族の生存を守れるのではないでしょうか。7 時間眠らないといけないと思って早めに寝床に入り眠れなくて悶々とする人がいる一方，「睡眠は 4 時間で大丈夫！」といいながら，隙があるとうたたねしている人もいます。ヒトの眠りはさまざまです。

【参考文献】
水木しげる　2010　ゲゲゲの先生大いに語る　カランコロン漂泊記　小学館

第4部　睡眠と環境

Column 11

眠らなくてもいい人たち

　「眠らない人」をキーワードにして検索すると，世界で数名の人の記事がヒットします。ベトナムのクアン・ナム州で牧場を営むタイ・ンゴク氏（当時64歳）は，33年間に渡り一睡もしていないとのことです。中国・河南省に住むソン・シクアン氏（当時71歳）は，20歳のときからほとんど眠れておらず，それ以前も実質的には毎晩1，2時間しか眠っておらず，昼間わずかに居眠りをすることで十分な睡眠が取れると話しているとのことでした。

　私は数年前に，24年間眠っていないと言う男性を日本のテレビ局が取材した放送を録画し，参考のために何度も視聴しています。

　ウクライナのカメン・カシルスキーに住むヒョードル・ネステルチュク氏（当時68歳，獣医資格保有者）は24年以上前に一度眠ったきりで，それ以来一睡もしていないと話していました。これまで何度となく診察を受けましたが，原因がまったくわからないとのことです。テレビ局の取材に応えてヒョードル氏は，「ある日突然，激しい腰痛としびれが襲ってきたんだ。夜も眠れないくらい本当に痛くてね。それ以来，眠れなくなったようなんだ」と語っていました。

　ヒョードル氏は現在，昼間は自宅で動物の世話をして働き，夜は1日おきに家電店で警備の仕事をしています。これまで医師からさまざまな不眠解消の処方を施されましたが，氏の無眠症状に何ら効果を示してはいません。彼が言うには，「テレビを見たり雑誌を読んで，夜をしのいでいます。それでしばらくして目が疲れてきたら本を置いて眠ろうとしますが，結局眠ることはできないんです」。

　テレビ取材開始後3日たっても外見的にはまったく眠らないので，取材クルーは本人の了解を得て脳波電極を装着しました。その結果，夜間にテレビを見ているときに，外見上は覚醒状態に見えましたが，マイクロスリープと称されるごく短時間の浅い睡眠脳波がたびたび記録されたのでした。

　このような極端に短い睡眠者の背景にどのような脳の働きがあるのかはっきりしていません。おそらくふつうの人なら睡眠中にしかできない脳機能が覚醒中にうまく実行できているのでしょう。「無眠者といってもまったく眠らないのではなく，わ

ずかな睡眠で事足りる点に意味がありそうだ」と，睡眠研究の先達である井上昌次
郎先生は推測しています。

【参考文献】
レイ・メディス／井上昌次郎(訳)　1984　睡眠革命：われわれは眠りすぎていないか　どうぶ
　　つ社

人名索引

● A

Aristotle　　11
Aschoff, J.　　24
Aschoff.J.　　78, 82
阿住一雄　　42, 43

● B

Brandenberger, G.　　25

● C

Charles, A. C.　　45
Czeisler, C.　　79

● D

Dallenbach, K. M.　　67
Dement, W. C.　　41
Descartes, R.　　12

● E

Economo, C. V.　　15
Ellis, H. H.　　14

● F

Freud, S.　　14, 97

● G

Goldman, S. A.　　29
Griefahn, B.　　135

● H

Haskell, E. H.　　138
服部淳彦　　127
Hervé de St-Denys, L.　　14, 103
Hobson J. A.　　20, 57
本間研一（Honnma, K.）　　78, 79, 81
堀　忠雄　　107

● I

井上昌次郎　　5, 129
石森國臣　　17

● J

Jenkins, J. G.　　67

● K

Kajimura, N.　　58, 102
Kales, A.　　40
北浜邦夫　　64, 88, 106
Kleitman, N.　　26, 41, 77, 80
Knowles, J. B.　　44
Kronauer, R. E.　　84

● M

Maury, A.　　13
宮崎総一郎　　28, 47, 128
森国　功　　47
Muzet, A.　　135

149

人名索引

● N

Natsubori, A.　85
Nedergaard, M.　29

● P

Pavlov, I.　15
Penfield, W.　109
Perot, P.　109
Perrin, F.　134
Piéron, H.　16

● R

Rattenborg, N. C.　118
Rechtschaffen, A.　40
Richardson, B.　78

● S

Sallanon, M.　54
Saper, C. B.　54
Siffre, M.　78
Snyder, F.　46

● T

Takeuchi, T.　99
田中秀樹　131

● W

Walker, M. P.　69
Wever, R.　24
Williams, H. L.　63

事項索引

●あ

アセチルコリン細胞 57
アセチルコリン神経 89
アデノシン 53
アルファ（a）波 41

●い

ESS日本語版 126
位相反応曲線 81
意味記憶 64

●え

LED 85

●お

オレキシン 59
温熱環境 136

●か

概日リズム 74
海馬 67
覚醒中枢 54
金縛り 98, 99
眼球運動 57

●き

GABA細胞 55, 57
急速眼球運動 41
強制脱同調法 79

●く

グリンパティック系 29

●け

K複合波 41

●こ

高温環境 139
恒常性維持機構 73
コルチゾール 46, 47

●さ

サーカディアンリズム 74

●し

シアノバクテリア 50
時間隔離実験室 78
視交叉上核 51, 74
視床下部 53, 54
情動性脱力発作 100
ショート・スリーパー 91
徐波睡眠 41
自律神経系の嵐 45
深睡眠 43
深部体温 136

●す

睡眠医歯薬学 7
睡眠衛生 122
睡眠科学 6

151

事項索引

睡眠学　　6, 93
睡眠環境　　133
睡眠健康　　122
睡眠健康指導　　122, 129, 130
睡眠構築　　42
睡眠時間　　3, 5
睡眠社会学　　8
睡眠周期　　42
睡眠中核　　53
睡眠中枢　　54
睡眠毒素　　16
睡眠物質　　52
睡眠ポリグラフ検査　　40

● せ

静睡眠　　25
成長ホルモン　　46
生物時計　　74
生物時計機構　　73
生物時計の2振動体モデル　　84
セロトニン　　55
セロトニン細胞　　57
宣言的記憶　　64

● た

体内時計　　50
短期記憶　　64

● ち

長期記憶　　64

● て

低温環境　　137
手続き記憶　　64
デルタ（δ）波　　41
電気毛布　　138

● と

動睡眠　　21
同調因子　　81
トリプトファン　　128

● な

内的脱同調　　77, 82

● に

入眠時心像　　107
認知症予防　　28

● ね

寝床内気候　　137
ネルコレプシー　　59

● の

脳幹網様体　　53
ノルアドレナリン　　55, 89
ノルアドレナリン細胞　　57
ノンレム睡眠　　25, 41, 88

● ひ

ヒプノス　　11
光環境　　140

● ふ

フリーラン　　77
ブルーライト　　141
プロスタグランディン D_2（PGD_2）　　52

● へ

扁桃体　　101

事項索引

● ほ
紡錘波　　41

● ま
マイクロスリープ　　147

● め
明晰夢　　14, 113
メラトニン　　46, 47, 127
メラトニン分泌抑制　　141

● ゆ
夢　　10
夢追い観音　　103

● れ
レム睡眠　　19, 41, 44, 57, 88, 89, 108

● ろ
ロング・スリーパー　　91

執筆者一覧（執筆順）

宮崎総一郎（中部大学生命健康科学研究所）　　第1章，第3章，第4章，第10章，
　　　　　　　　　　　　　　　　　　　　　コラム①，④，⑦，⑧，⑨，⑩，⑪

井上昌二郎（元・東京医科歯科大学）　　　　　第1章

北浜邦夫（フランス国立科学研究所）　　　　　第2章，第5章，第6章，第8章，
　　　　　　　　　　　　　　　　　　　　　第9章，コラム②，③，⑤，⑥

林　光緒（広島大学大学院総合科学研究科）　　第4章

山仲勇二郎（北海道大学大学院教育学研究院）　第7章

松浦倫子（北海道大学大学院教育学研究院）　　第11章

編者紹介

● 宮崎総一郎 （みやざき・そういちろう）

1954 年　愛媛県に生まれる
1979 年　秋田大学医学部卒業
1985 年　秋田大学大学院博士課程修了，医学博士
現　　在　中部大学特任教授，放送大学客員教授，日本睡眠教育機構理事長

〈主著〉

　眠り上手になるための睡眠学　中災防ブックス　2018
　睡眠と健康（編共著）放送大学教育振興会　2017
　睡眠からみた認知症診療ハンドブック（編共著）全日本病院出版会　2016
　睡眠習慣セルフチェックノート（共著）全日本病院出版会　2015
　ぐっすり眠りたければ朝の食事を変えなさい（共著）PHP　2015
　病気の原因は眠りにあった　実業之日本社　2012
　徹夜完全マニュアル（共著）中経出版　2012
　睡眠学Ⅱ（編共著）北大路書房　2011
　万病をふせぐ眠り方　サンマーク出版　2010
　脳に効く睡眠学　角川 SSC　2010

● 北浜邦夫 （きたはま・くにお）

1944 年　東京都に生まれる
1968 年　東京大学文学部心理学科卒業，同学大学院人文科学研究科入学
1971 年　フランス・リヨン大学医学部実験医学教室勤務
1980 年　フランス国立科学研究所神経科学部門リサーチ・ディレクター，
　　　　　（理学博士（仏），医学博士（日））
現　　在　日本睡眠教育機構理事，東京都総合医学研究所非常勤研究員

〈主著〉欧文論文 120 編，英文総説 10 篇

　脳と睡眠　朝倉書店　2009
　ヒトはなぜ，夢をみるのか　文藝春秋　2000
　夢　新曜社　2016
　夢と睡眠（編著）メディカル・レビュー社　2006
　夢　うつつ　まぼろし（編著）インターメディカル　2005
　睡眠のトリビア 2（編著）　中外医学社　2016
　夢の城（訳）　紀伊國屋書店　1997
　睡眠と夢（訳）　紀伊國屋書店　1997　　　　　　　　　　　　　ほか多数

睡 眠 学 I
「眠り」の科学入門

2018 年 11 月 10 日　初版第 1 刷印刷	定価はカバーに表示
2018 年 11 月 20 日　初版第 1 刷発行	してあります。

編　著　者　　宮　崎　総一郎

北　浜　邦　夫

発　行　所　　㈱北大路書房

〒 603-8303　京都市北区紫野十二坊町 12-8
電　話　(075) 431-0361 ㈹
Ｆ Ａ Ｘ　(075) 431-9393
振　替　01050-4-2083

© 2018　　DTP ／本づくり工房　T.M.H.
印刷・製本／創栄図書印刷（株）
検印省略　落丁・乱丁本はお取替えいたします。
ISBN 978-4-7628-3044-0　　　Printed in Japan

・ JCOPY 〈㈳出版者著作権管理機構 委託出版物〉
本書の無断複写は著作権法上での例外を除き禁じられています。
複写される場合は，そのつど事前に，㈳出版者著作権管理機構
（電話 03-3513-6969,FAX 03-3513-6979,e-mail: info@jcopy.or.jp）
の許諾を得てください。